5-7, rue de l'Ecole-Polytechnique, 75005 Paris

http://www.harmattan.fr
diffusion.harmattan@wanadoo.fr
harmattan1@wanadoo.fr

ISBN : 978-2-343-07151-0
EAN : 9782343071510

Catégories d'attachement et troubles psychologiques chez les mineurs délinquants au Togo

Sébastien YOUGBARÉ

Catégories d'attachement et troubles psychologiques chez les mineurs délinquants au Togo

L'Harmattan

SOMMAIRE

RÉSUMÉ 9

INTRODUCTION 11

PREMIÈRE PARTIE
CONSIDÉRATIONS THÉORIQUES 13

CHAPITRE 1
Cadre conceptuel, théorique et énoncé du problème 15

CHAPITRE 2
Hypothèses, variables et objectifs de la recherche 65

DEUXIÈME PARTIE
MÉTHODOLOGIE 73

CHAPITRE 3
Procédures de collectes des données 75

CHAPITRE 4
Procédures d'analyse des données 89

TROISIÈME PARTIE
PRÉSENTATION DES RÉSULTATS,
INTERPRÉTATION ET DISCUSSIONS.................... 95

CHAPITRE 5
Présentation des résultats.. 97

CHAPITRE 6
Interprétation et discussions des résultats 111

CONCLUSION ET SUGGESTIONS 131

RÉFÉRENCES BIBLIOGRAPHIQUES 137

RÉSUMÉ

Notre objectif a été de vérifier le lien entre les stratégies d'attachement et les troubles psychologiques tels que décrits dans la littérature et ceux qu'on peut observer chez les mineurs délinquants du Bureau International Catholique de l'Enfance (BICE) au Togo. Nous avons mené de novembre 2007 à décembre 2008 une étude prospective sur 57 mineurs délinquants suivis au Bureau International Catholique de l'Enfance au Togo.

La recherche a consisté à recueillir directement par des entretiens semi-directifs des informations sur les catégories d'attachement et les troubles psychologiques chez ces mineurs délinquants. L'observation au quotidien a constitué une source permanente de données autant sur les catégories d'attachement que sur les troubles psychologiques. Nous sommes arrivés à la conclusion que :

- Les catégories d'attachement insecure (apeuré ; préoccupé ; évitant) notamment, la catégorie d'attachement insecure apeuré ou désorienté- désorganisé caractérisent les mineurs délinquants du BICE au Togo.
- Les catégories d'attachement insecure (apeuré ; préoccupé ; évitant) sont un facteur de vulnérabilité au plan psychopathologique.
- Les catégories d'attachement insecure (apeuré ; préoccupé ; évitant) sont associées aux troubles

psychologiques internalisés (épisode dépressif majeur ; le risque suicidaire ; d'importants et massifs troubles anxieux).

- Elles sont associées aux troubles psychologiques externalisés (les troubles des conduites antisociales ; les conduites addictives ; le trouble déficit de l'attention avec hyperactivité).
- Elles sont associées à des facteurs d'inadaptation sociale et scolaire (les stress familiaux ; l'énurésie ; le retard scolaire).
- Les catégories d'attachement insecure sont des modalités de relation à soi et aux autres. Elles reflètent un fondement individuel de la délinquance dans une perspective clinique prospective. Les mineurs délinquants sont des insecures fonctionnels dont les troubles des comportements rendent compte des échecs essentiels pour apaiser leur avidité affective.
- La délinquance est une judiciarisation de troubles de l'insécurité, des vols affectifs. Agir c'est compenser un vide affectif.

Mots clés : Attachement - Troubles psychologiques – Délinquance - Mineur

INTRODUCTION

La délinquance juvénile fait objet de lectures pluridisciplinaires. Les interrogations sont multiples et elles cherchent les facteurs associés aux conduites antisociales. Ces facteurs proviennent-ils de la famille, du développement de la personne, de la société ? Les explications ont confirmé que l'un et l'autre des systèmes de vie sont impliqués mais surtout, il est difficile d'incriminer l'un isolement.

Les questionnements sur la délinquance juvénile en Afrique ont été posés entre deux rencontres : la conférence interafricaine de Kampala en 1956 et le colloque de Monrovia en août 1964 (Yougbaré, 1998, p. 9). Depuis, au plan des réalisations comme au niveau des études fondamentales sur la question, les travaux se focalisent sur l'identification des facteurs explicatifs. De même, des recherches, des applications pédagogiques et de rééducation ont été mises en œuvre pour faire face. D'une façon générale, les axes d'explication s'organisent autour des facteurs familiaux, psychosociaux et socio-économiques.

La psychologie des mineurs délinquants en Afrique n'a pas encore été systématiquement abordée. Ceci est un vide qui ne contribue pas à l'amélioration de l'expertise judiciaire. Les cadres de lectures centrés sur des échantillons hors de notre contexte ne rendent pas compte des spécificités et des fondements individuels de la délinquance des jeunes africains. Les outils et les théories inexpérimentés ne permettent pas d'apporter la contribution de la psychologie de la santé aux problématiques de la jeunesse.

C'est donc faire preuve d'un engagement scientifique et appliqué dans la prise en charge des mineurs que de s'intéresser à la psychologie des mineurs délinquants. Dans les secteurs de la dyssocialité, de la criminalité juvénile, il est évident d'encourager des diagnostics et des conduites thérapeutiques fiables pour ne pas laisser les clients en développement renforcer les souffrances. Aussi, la délinquance juvénile compromet la perspective de la société et des futurs acteurs.

C'est ainsi que nous voulons approfondir ici les catégories d'attachement et les troubles psychologiques chez les mineurs délinquants.

Ce sont ces aspects psychologiques de la délinquance qui vont orienter ce travail dont le plan se présente comme suit : après une première partie consacrée aux considérations théoriques, nous exposerons dans la deuxième partie la méthodologie de notre travail et enfin une troisième partie où nous présenterons nos résultats, commentaires, interprétation et discussions.

PREMIÈRE PARTIE

CONSIDÉRATIONS THÉORIQUES

CHAPITRE 1

Cadre conceptuel, théorique et énoncé du problème

1.1. Cadre conceptuel

1.1.1. Notion de l'attachement

Pour Le Petit Larousse illustré 2007, le mot « attachement » définit un sentiment d'affection ou de sympathie éprouvé pour quelqu'un ou pour quelque chose.

Pour Piéron, H. (1994), le terme attachement signifie le lien réciproque établi entre la mère (ou la nourrice) et l'enfant, et qui a des conséquences importantes sur les comportements futurs de l'un comme de l'autre.

Sillamy, N. (2003) définit l'attachement par un ensemble des liens qui se sont établis entre un bébé et sa mère à partir des sensations et des perceptions du nourrisson vis-à-vis de cette dernière et, réciproquement, de la mère à l'égard de son enfant. Dès le troisième jour après sa naissance, le nourrisson est capable de reconnaître l'odeur du sein et du cou de sa mère, et de les différencier de celles d'une autre femme ayant un bébé du même âge. De même, il est capable de distinguer sa voix, le goût de sa peau, la qualité de son toucher.

La notion de l'attachement a été introduite en psychologie en 1959 par J. Bowlby (1907-1990), à la suite des travaux des éthologues. Les travaux d'Harlow et Zimmerman (1959) présentaient à des jeunes macaques rhésus deux mères substitutives : l'une faite de fil de fer mais pourvue d'un biberon de lait, l'autre sans biberon mais recouverte de fourrure. Les bébés singes se précipitaient vers cette dernière, préférant le contact et la chaleur du pelage au lait. Cette observation contredisait la thèse psychologique selon laquelle le lien à la mère dérive de la satisfaction du besoin de nourriture.

Pour Bowlby (1969), il ne fait pas de doute que l'attachement est un processus inné dont nombre de mécanismes, tels le cri, l'agrippement, l'étreinte, la succion sont communs à l'enfant et au primate. Le sourire, spécialement humain, est l'un des mécanismes d'attachement apparaissant très précocement chez le nouveau né. Son hypothèse repose sur la théorie du comportement instinctif dont un cas particulier proposé par Lorenz (1966) - en éthologie – sous le nom d'empreinte ou *l'imprinting*. Le terme d'empreinte, utilisé dans le sens générique, implique toujours :

– le développement d'une préférence clairement définie qui s'instaure précocement, au cours d'une phase limitée du cycle de vie ou période critique ;
– une préférence qui, une fois établie, reste comparativement fixe. Exemple : aussitôt après sa naissance, le caneton suit la première « Gestalt » en mouvement qu'il aperçoit, va l'adopter comme objet d'amour et comme représentant de son espèce.

La théorie de l'attachement s'est progressivement enrichie ; actuellement, elle dépasse la dyade mère-enfant pour englober les relations avec les autres membres de son entourage. A mesure que l'enfant grandit, la gamme de son comportement s'enrichit : sourire, appel, tentative de contact, locomotion, qui ont pour but la recherche de proximité avec la figure d'attachement. Plus tard, l'attachement se manifeste de façon moins pressante, moins fréquente, car l'enfant possède, par son évolution cognitive, de nouveaux moyens : utilisation de symboles (langage), édification de stratégies, attrait pour les autres centres d'intérêt ; ainsi, pendant des durées de plus en plus longues, il peut être satisfait de savoir que sa mère est simplement disponible s'il a besoin d'elle. Les manifestations de l'attachement s'observent non seulement chez les jeunes enfants mais aussi chez les adolescents autant que chez les adultes. Ainsi, chez les adolescents et les adultes, on est en mesure d'évaluer la qualité de l'attachement (Armsden et Gripenberg, 1987 ; Georges, Kaplan et Main, 1984 ; in Cloutier, R ; Gosselin, P ; Tap, P.1990, 2005).

Plusieurs théoriciens (Ainsworth, 1969 ; Bowlby, 1969 ; Sroufe, 1995 in Cloutier, R ; Gosselin, P ; Tap, P.1990, 2005) définissent ainsi l'attachement comme une relation qui fournit à l'enfant la sécurité nécessaire à son développement.

De ce qui précède, il faut retenir que la notion d'attachement renvoie aux travaux de Bowlby (1969) et peut se formuler ainsi : la construction des premiers liens entre l'enfant et la mère ou celle qui en tient lieu répond à un besoin biologique fondamental. Il s'agit d'un besoin primaire. Le premier lien que connaît généralement l'enfant, le lien avec sa mère, devient par la force des choses le premier modèle de ce qu'est une relation et de ce qu'il peut en attendre.

Les recherches scientifiques sur l'attachement ont retenu des indices du comportement d'attachement opérationnalisé par Mary Ainsworth (1913-1999) et Mary Main (1996). Chaque modèle est associé à la façon plus ou moins sensible, plus ou moins appropriée et rapide avec laquelle la figure maternelle répond aux signaux de détresse de son bébé. Ainsworth identifie trois types d'attachement et Main en identifie un :

- le type d'attachement secure / sur ou autonome, résulte d'une disponibilité de la figure maternelle et surtout de sa sensibilité aux signaux de son enfant ;
- le type d'attachement ambivalent ou préoccupé, semble associé à une incohérence des réponses maternelles alternant entre la disponibilité et le rejet ;
- le type d'attachement évitant serait lié à des interactions intrusives ou rejetant de la part de la mère, surtout lorsque l'enfant présente une vulnérabilité émotionnelle ;
- le type d'attachement désorganisé-désorienté ou apeuré dans le système de Main (1996). Ce type est lié à la mère qui s'évaluerait comme étant impuissante à protéger son enfant des dangers, et parfois à se protéger elle-même. Elle se sentirait impuissante pour fournir du réconfort à son enfant apeuré. Son discours porte sur l'inadéquation, l'impuissance et les pertes de contrôles.

1.1.2. Notion de trouble psychologique

Selon Le Petit Larousse illustré 2007, utilisé comme un adjectif, « trouble » vient du latin « turbidus » qui désigne ce qui n'est pas limpide, pas transparent. Employé comme un nom, il désigne dans un premier sens une agitation confuse, le désarroi, la perturbation. Dans un deuxième sens, une altération des rapports entre les personnes, une désunion, une discorde. Dans un troisième sens, il désigne un état d'inquiétude, d'agitation, de confusion ou d'émotion dans lequel se trouve quelqu'un ; désarroi, embarras. Enfin le mot trouble s'emploie au plan médical pour signifier une anomalie de fonctionnement d'un organe, d'un système ; par exemple le trouble obsessionnel compulsif (TOC) : trouble névrotique caractérisé par des idées et des fantasmes récurrents, des impulsions et des actes répétitifs.

Le concept de trouble en santé mentale (Rondet-Grellier, C. 2005) renvoie à un ensemble de conditions morbides susceptibles de caractériser l'état de dysfonctionnement comportemental, relationnel et psychologique d'un individu en référence aux normes attendues pour son âge.

L'adjectif *« psychologique »* dans Le Petit Larousse illustré 2007 désigne au premier sens ce qui est relatif à la psychologie, aux faits psychiques. Dans un second sens ce qui agit sur le psychisme.

Le *trouble psychologique* connote un « trouble psychique / une maladie mentale. Le trouble psychique / la maladie mentale est une notion générique large qui désigne une catégorie de maladies pouvant inclure l'instabilité affective ou émotionnelle, le dérèglement comportemental et/ou la dysfonction cognitive ou la déficience. La maladie mentale peut être d'origine biologique (notamment anatomique, chimique ou génétique) ou psychologique (par l'exemple, les traumatismes ou les conflits). Elle peut entraver la capacité d'une personne à travailler ou à aller à l'école, et favoriser des problèmes dans les relations [et l'adaptation sociale].

D'autres noms génériques sont utilisés pour designer la maladie mentale, à savoir « trouble mental », « trouble psychologique ou psychiatrique », « psychopathologie » ou « trouble du comportement » (Wikipédia, 2006).

Behrendt, A. et Serigne Mor, M. (2008) mentionnent que « les différents symptômes de ces troubles psychiques peuvent gêner, voire même gravement perturber les enfants dans leur vie quotidienne. Si la gravité des troubles est élevée, c'est-à-dire si l'enfant développe des comportements jugés comme « bizarres » ou socialement inadéquats, il est souvent victime de stigmatisation, de moqueries et parfois de punitions ».

1.1.3. Notion de mineur

Selon Le Petit Larousse illustré 2007, le mot « mineur » définit une personne qui n'a pas encore atteint l'âge de la majorité légale. La majorité légale est relative à chaque société ou code civile.

Par exemple, la loi n° 07 du 16 juillet 2007 portant Code de l'Enfant Togolais, note en son article 2, que le terme mineur prend le même sens que celui d'enfant qui s'entend par « tout être humain âgé de moins de dix-huit ans ». Le Code de l'Enfant Togolais dispose de procédures de protection de l'enfant en difficulté. Dans ce groupe, d'enfant en difficulté, il se trouve la cible de la présente étude à savoir l'enfant auteur d'infraction.

1.1.4. Notion de délinquant

Pour Le Petit Larousse illustré 2007 (op.cit.), le terme « délinquant » employé comme un nom désigne une personne qui a commis un délit, un auteur d'infraction. Employé comme un adjectif, « délinquant » désigne « qui commet des délits ».

Le délit vient du latin « delictum », une infraction punie d'une peine correctionnelle.

Le délit a une connotation plus juridique (actes ou activités punissables par la loi) que psychologique. On tend à lui substituer l'expression « conflit avec la loi » on parlera donc de mineur ou d'enfant en conflit avec la loi plutôt que de mineur ou d'enfant délinquant.

Dans son cours « dyssocialité et expertise judiciaire », Dassa, K. (2008) mentionne que « l'infraction est l'accomplissement d'un fait prévu et puni par la loi. Un fait punissable est un fait qui méconnait les bases de la société. Il existe deux types de délinquance :

- la délinquance sociologique, plus élevée chez le garçon, de causes complexes, en rapport avec une perturbation sociale (abandon, placement multiples, manque d'éducation, contagion sociale),
- la délinquance individuelle, en rapport avec l'immaturité psychologique des parents rejaillissant sur l'enfant qui présente un défaut de formation du surmoi selon la perspective psychanalytique. »

Les actes délictueux font référence à un certain nombre de faits selon Dassa, K. (op.cit.) :

- Les atteintes à la propriété : vols. Il n'y a personne qui dirait n'avoir jamais volé. Le voleur est celui ou celle qui, de façon régulière et d'habitude dépossède une tiers personne de ses biens tout ayant connaissance de la notion de propriété. Les garçons représentent une proportion élevée des auteurs d'infraction. Les psychologues s'accordent à reconnaitre le vol comme un langage à interpréter et à comprendre.
- Les délits de violences : agressions publiques, infanticides.
- Les délits sexuels : viols, viols collectifs, pédophilie, prostitutions…
- Les fugues et vagabondages : ce sont des abandons de domiciles souvent accompagner de vol, violence, aventures sexuelles, prostitution. Le vagabondage est une rupture d'attaches non satisfaisantes, en raison d'un manque de chaleur familiale, d'une impression de contraintes mal supportée. C'est la recherche d'une liberté dans le nomadisme et l'errance, ou d'une nouvelle forme de socialisation,

c'est le cas de l'enfant de la rue. La fugue est ponctuelle, peu organisée, en réaction à des problèmes non résolus qui ne trouvent de solution que par la fuite.

- Les incendiaires : pyromanes, souvent isolés, ou pervers.
- Les toxicomanies, les liens psychotropes – délinquance sont de formes diverses :
  - la délinquance psychopharmacologique : le produit consommé est lui-même générateur de comportements violents,
  - la délinquance économico-compulsive : la dépendance conduit l'usager à commettre des actes délictueux,
  - la délinquance systémique : la délinquance fait partie intégrante du style de vie de la plupart des toxicomanes,
  - la délinquance auto – induite : le simple fait de posséder des substances illicites permet au regard de la loi de considérer comme délinquant tout toxicomane.

Massardier, G. (1998) rapporte que ce qui définit le délit (ou le comportement délinquant) est déterminé par la loi. Le délinquant est avant tout reconnu dans ce qu'il transgresse la loi. Cette transgression est donc directement liée aux mœurs et coutumes d'une société donnée. Il devient dès lors évident que le délinquant d'aujourd'hui n'est pas celui d'hier, ni celui de demain, tout au moins pour ce qui concerne la forme que va prendre le passage à l'acte. Il faut donc aborder le problème de la délinquance de façon diversifiée. Les recherches des années 60 vont mettre à jour trois paradigmes :

- L'étiologie du comportement criminel, ceci pour mieux cerner les conditions du passage à l'acte. (Pinatel, 1975)
- L'acte criminel comme point de départ : il est le point central du conflit délinquant/victime et délinquant/force de l'ordre. (École de Chicago, 1945)
- Enfin le dernier paradigme présente la criminalité liée au collectif, et face au contrôle social. (Goffman, 1922-1982).

Dans les trois paradigmes, la référence judiciaire reste le point d'ancrage du phénomène étudié. Ils évaluent le fait pénal à la lumière du contexte psychosocial et socioculturel, conservant ainsi à cette démarche son aspect spécifiquement sociologique.

Massardier, G. (op.cit.) rapporte toujours que le premier paradigme, concernant le comportement délinquant, va déboucher sur une classification en quatre sous-types de délinquance :

- Le délinquant marginal : sa conduite délinquante est occasionnelle, les effets de la désocialisation sont faibles, une action judiciaire et sociale permet une rapide restauration des liens sociaux.
- Le délinquant immature : s'il est récidiviste, ses actes délinquants sont sans grande gravité. Il est généralement immature, son désengagement social l'amène à approuver les schémas de références criminelles. Sa tendance à la récidive peut, dans le pire des cas, l'amener à poser des actes assez graves pour le conduire à l'incarcération.
- Le délinquant à structure névrotique : ses rapports à l'Autre et aux institutions sont pauvres et conflictuels. Nourri par une ambivalence psychologique, son désengagement social ira en s'aggravant. Ce

type de comportement nécessite une approche psycho-éducative institutionnelle.

– Enfin le quatrième type est celui du délinquant persistant : les risques d'une persistance de sa délinquance à l'âge adulte sont très élevés. Il se fait une idée très négative de lui-même. Méfiant, hostile, il se place systématiquement dans une sorte de vide social qui l'entraînera dans un milieu antisocial parfois structuré. Ce type de personnalité laisse peu de choix quant aux interventions possibles. Les chances d'une réintégration dans la société sont minces.

1.2. Cadre théorique et énoncé du problème

1.2.1. Cadre général ou domaine d'étude

La présente étude s'inscrit dans le domaine de la psychologie du développement et de la psychopathologie de l'enfant et de l'adolescent.

1.2.1.1. La psychologie du développement

La psychologie du développement est l'étude scientifique des changements dans le fonctionnement psychologique (fonctions cognitives, affectives et sociales) de l'individu humain au cours de sa vie. Même si l'accent est souvent mis sur l'étude du développement de l'enfant, le champ s'intéresse aussi à l'évolution psychologique au cours de l'âge adulte puis lors du vieillissement.

La psychologie du développement englobe donc la psychologie de l'enfant (qui se restreint à une tranche d'âge particulière) ainsi que ce qu'on dénommait la psychologie génétique. Outre certaines différences conceptuelles, le terme de psychologie génétique a été abandonné pour celui par la psychologie du développement afin d'éviter l'équivoque du terme génétique qui dans ce domaine était lié au concept de genèse, c'est-à-dire le processus de croissance de l'individu et non pas aux gènes, le support de l'hérédité biologique.

La psychologie du développement est l'étude scientifique de l'évolution de l'individu jusqu'à la maturité, et parfois jusqu'à la mort, sur les plans cognitifs et affectifs et de la personnalité, ainsi que leurs différences interindividuelles et de leurs anomalies.

Fortement corrélée au développement des techniques psychométriques, la psychologie du développement se distingue :

– de la psychologie de l'enfant, même si ses modèles restent prégnants, à la fois parce que l'enfant est défini de façon variable selon les cultures et les époques, et parce que l'enfance n'est qu'à un moment du développement.
– de la psychologie génétique, au moins au sens (chez Piaget) d'une stabilisation et d'une intégration structurale progressive de schémas intellectuels, parce qu'il y manque une dimension psycho-biologique de l'évolution vers la maturité (selon Wallon). Le défi est donc triple : pondérer les facteurs internes et externes, dissocier la temporalité de la genèse du mental et celle de la maturation du corps, et enfin éviter d'imposer la norme de l'adulte (d'où les efforts récents pour faire de la vie entière l'index du développement), ou celle, plus diffuse, de la culture (notamment de la culture techno-scientifique qui tend à aligner les normes sur ses propres idéaux instrumentaux du développement socio-économique).

1.2.1.2. La psychopathologie de l'enfant

La psychopathologie est l'étude des troubles mentaux ou psychologiques. Ce mot est dérivé des racines grec « psukhê » qui signifie esprit et pathos qui signifie maladie. La psychopathologie est l'objet d'étude de la psychologie clinique et de la psychiatrie.

La psychopathologie de l'enfant constitue un domaine de la psychologie du développement, elle étudie les désordres psychologiques émergeant au cours de l'enfance, elle cherche à en connaitre la nature, l'évolution, les causes et propose des méthodes de traitement. Les facteurs qui influent sur le développement sont si nombreux qu'il est pratiquement impossible d'observer le même résultat chez deux individus différents. Le caractère unique de chaque enfant résulte de l'interaction subtile et permanente entre l'appareil biologique et l'environnement, le produit de cette interaction se déroule dans le temps et dans l'espace propre à chaque personne. Dans cette perspective développementale d'étude des désordres psychologique au cours de l'enfance ou d'étude des troubles de développement, l'individualité est la norme. Ainsi reconnaitre les troubles affectant le développement est le défi de taille que doit relever la psychopathologie de l'enfant. Le diagnostic repose sur la définition du problème et sur les critères qui permettent d'en établir l'existence. De plus, c'est sur ces critères que s'appuient les statistiques portant sur l'importance du problème dans la population.

Le changement est une constante du développement, il se trouve au cœur du champ de la psychopathologie de l'enfant. Cette dimension évolutive des problèmes différencie le mieux la psychopathologie de l'enfant de celle de l'adulte. Cela ne signifie pas que les pathologies des adultes ne se transforment pas. Mais, comme les enfants se développent plus rapidement et plus intensément que les adultes, les psychopathologies dont ils souffrent sont plus changeantes encore ; elles se développent avec le sujet et contribuent elles-mêmes à orienter le développement dans des directions inattendues.

« La psychopathologie de l'enfant n'a pas toujours suscité l'attention qui tend à se développer pour elle aujourd'hui. Dans un premier temps, les classifications internationales des maladies lui ont accordé une place marginale et ce n'est que récemment qu'elle est devenue un objet d'intérêt international. Les troubles psychologiques de l'enfant et de l'adolescent, bien que fréquents, sont donc encore trop souvent méconnus. Ils sont pourtant responsables d'une réduction du bien être, d'une souffrance psychique qui peut être intense. » (Rogé, B., Chabrol, H. 2003).

L'éventail des sous domaines de la psychopathologie de l'enfance ne peut être épuisé dans ce chapitre. Nous présentons sommairement les troubles les plus courants rencontrés chez l'enfant et chez l'adolescent. Les uns imposent une contrainte extrêmement lourde à l'enfant et à sa famille, alors que d'autres ont des répercussions moins graves et sont marqués d'un pronostic généralement positif à plus long terme. Ces sous domaines de la psychopathologie sont :

1.2.1.2.1. Les troubles du comportement

Nous appelons "trouble du comportement" les symptômes psychopathologiques qui mettent en cause la relation actuelle de l'enfant avec son entourage.

Ces troubles provoquent inévitablement des réactions comportementales dans l'entourage, mettant en cause les parents dans leurs attitudes éducatives, parfois le groupe social tout entier et en particulier la loi et le système judiciaire. De ce fait, ils motivent très fréquemment une consultation psychologique, quelle que soit la structure psychopathologique de l'enfant. C'est au psychologue qu'il appartient de déceler au-delà du symptôme les conflits psychiques sous-jacents.

L'étude psychogénétique du développement de l'enfant montre qu'il n'y a pas de différence de nature entre des comportements considérés comme normaux à un certain âge : actes agressifs, colères, travestissement de la vérité, chapardages, et les troubles du comportement d'enfants plus âgés. C'est leur persistance au-delà d'un certain seuil qui en fait des signes pathologiques, marquant une absence d'évolution ou une régression du Moi.

1.2.1.2.1.1. Les comportements agressifs

Les comportements agressifs ne sont pas pathologiques en eux-mêmes ; ils sont nécessaires à l'évolution de l'enfant. C'est grâce à l'expression de son agressivité que l'enfant s'affirme face à autrui comme un sujet, lieu de désirs et de volonté, et qu'il conquiert les limites de son Moi et de sa propriété (ses jouets, sa chambre, etc.). L'absence de sens de la propriété peut être pathologique (indistinction entre soi et les autres), comme l'est un sens de la propriété exagéré (trop grande jalousie fraternelle, vols, etc.).

Les violences

Ces comportements en réponse à une frustration sont banaux entre 1 et 4 ans. Ils sont plus fréquents chez les enfants actifs et hypertoniques et chez les garçons. Malgré leur banalité, il faut signaler les problèmes d'adaptation qu'ils posent dans les collectivités d'enfants, crèches ou maternelles (en particulier quand l'enfant mord), alors qu'ils sont en général beaucoup mieux tolérés dans le milieu familial. L'erreur la plus couramment commise face à ces comportements est d'y répondre sur un mode analogue : mordre l'enfant qui mord, frapper celui qui donne des coups. Cela peut entraîner un cercle vicieux d'agressivité réciproque et de désir de vengeance, ou angoisser l'enfant en alimentant ses fantasmes de châtiment et de culpabilité. Au-delà de 4 ans, l'enfant a habituellement acquis de nouveaux moyens de s'affirmer et de réagir à la frustration, en particulier grâce à la maîtrise du langage. La persistance de violences est le signe soit d'une immaturité du Moi - c'est le cas d'enfants ayant souffert d'une carence affective précoce soit d'un déficit instrumental ou sensoriel qui empêche l'enfant d'accéder à de nouveaux modes d'expression - c'est le cas des enfants souffrant de retard de langage, de surdité, etc. Les enfants psychotiques peuvent avoir de brusques passages à l'acte agressifs, non motivés et parfois d'une extrême violence, s'adressant à leur entourage du moment, sans provocation de celui-ci. Ce sont des crises clastiques.

Les colères

La *rage* correspond à un type de réaction de l'enfant très jeune (jusqu'à un an) à une frustration : décharge de mouvements anarchiques, accompagnés de cris inarticulés et de phénomènes vasomoteurs (pâleur, rougeur du visage, sécheresse de la bouche). Elle peut persister bien au-delà chez des enfants impulsifs qui réagissent ainsi à de trop grandes frustrations, avec une certaine obnubilation de la conscience et une amnésie partielle de la crise.

Les *colères* proprement dites sont une expression émotionnelle plus contrôlée et marquée surtout par une agressivité verbale, des injures, des critiques blessantes. La colère est une manifestation banale chez l'enfant de 2 à 4 ans, au moment où se développe en lui un besoin d'indépendance et d'affirmation de soi.

L'opposition

On distingue cliniquement deux types d'opposition :

- *L'opposition active :* le plus souvent normale, marque une période dans l'évolution psychologique de l'enfant : apparition du "non !" dans le courant de la deuxième (2è) année, crise d'opposition de la troisième (3è) année. Toutefois, certains enfants vivent en permanence en opposition à leur entourage et tendent à recréer partout une relation d'opposition sur un mode sadomasochiste.
- *L'opposition passive :* l'enfant se contente de ne pas faire ce qui lui est demandé ou de traîner pour tout. C'est un symptôme très souvent rapporté par les mères qui se plaignent de devoir répéter de nombreuses fois les mêmes choses, du fait que l'enfant met un temps interminable pour faire la moindre chose imposée - alors qu'il fait rapidement ce qui l'intéresse. Assez souvent, l'opposition passive cache des troubles dépressifs latents chez l'enfant.

1.2.1.2.1.2. Les mensonges

On ne parle pas de mensonge chez l'enfant avant 6 ou 7 ans, l'âge dit "de raison". L'enfant jeune déforme souvent les faits ou en invente, mais on ne peut attribuer à cela la valeur d'un mensonge, car il n'a pas encore acquis une notion claire du vrai et du faux, de l'imaginaire et du réel.

Le mensonge utilitaire

Il est naturel à l'enfant. Son premier mouvement est de faire correspondre la réalité à ses désirs et au besoin de la fausser, soit pour obtenir un avantage, soit pour éviter un désagrément. Ce n'est que l'intériorisation progressive d'une loi sociale et d'une éthique personnelle qui lui fera respecter la vérité. Un "certain respect" du mensonge de l'enfant jeune est capital : l'adulte doit savoir se laisser berner, abuser. En effet, il importe de ne pas lui donner l'impression que l'adulte lit dans ses pensées, dévoile sa ruse ou sa manipulation. Le risque d'une grande intrusion psychique (mes pensées sont les siennes) est ici très grand. Le mensonge le plus fréquent chez l'enfant plus grand est celui de la dissimulation ou de la falsification de mauvais résultats scolaires. Elles peuvent conduire l'enfant à un enchaînement de mensonges et de falsifications de plus en plus angoissant.

Le mensonge "névrotique"

Il a pour fonction de compenser, au niveau imaginaire, une infériorité ou une insuffisance que l'enfant ressent. Il s'inventera un père beaucoup plus riche et puissant que la réalité, se vantera d'exploits imaginaires, etc. Cette forme de travestissement de la réalité mérite le nom de fabulation, plutôt que de mensonge. Il ressemble au "roman familial", plus tardif, où l'enfant dissimule sa déception vis à vis de ses parents en en imaginant de "meilleurs" et "tout puissants". Les constructions sont parfois riches (cf. le personnage d'Harry Potter, enfant carencé et maltraité dans la réalité, qui se protège en devenant sorcier). Au maximum, c'est le tableau de la mythomanie (rare).

Une autre forme de fabulation est l'invention d'un double, en général du même sexe, le plus souvent un frère ou une sœur, parfois un ami. L'invention d'un double est fréquente chez l'enfant de moins de 6 ans, sans trouble psychopathologique notable. Chez l'enfant plus âgé, l'invention d'un double peut signifier un trouble profond de l'identité des personnes et de soi-même et peut prendre une allure inquiétante car elle fait craindre une organisation psychotique ou prépsychotique de la personnalité.

1.2.1.2.1.3. Les vols

On ne parle de vol chez l'enfant avant 6-7 ans. Ici ce n'est pas le sens de la réalité qui est en jeu, mais celui de la propriété. Pendant longtemps, ce qui intéresse le plus l'enfant est justement ce qui appartient à l'autre, son intérêt pour les objets passe par l'intérêt de l'autre. Les garçons en sont responsables dix fois plus souvent que les filles. La proportion des délits pour vol augmente avec l'âge. La première personne victime du vol de l'enfant est un membre de la famille, le plus souvent la mère (on parle de vols "domestiques"). Dans certains cas, les trésors du porte-monnaie de la mère représentent les richesses qu'elle renferme dans son corps, son ventre, d'où viennent les enfants. Puis l'enfant vole à l'extérieur de sa famille, mais d'abord des personnes connues, ses camarades ou sa maîtresse d'école, puis des personnes inconnues.

L'objet volé est d'abord un objet alimentaire (bonbons…) puis l'enfant vole de l'argent ou divers objets chargés pour lui de signification symbolique. A partir de la puberté, on peut voir des vols fétichistes (vols de lingerie féminine par des garçons, rares), mais aussi vols de véhicules (de loin les plus fréquents).

C'est à propos du vol que l'on remarque l'influence des perturbations affectives de la petite enfance et en particulier des séparations (Bowlby, 1969) sur les comportements délinquants. C'est aussi à propos du vol que Winnicott a développé une théorie du "comportement antisocial" : le vol répond à un sentiment précoce de défaillance de l'environnement (un exemple en est une dépression de la mère, alors moins disponible pour son enfant). L'enfant voleur cherche inconsciemment à combler un manque, à prendre quelque chose qui lui était dû et qui lui a été refusé. Les facteurs affectifs (carence ou séparation) sont presque toujours présents dans la genèse des comportements de vols répétitifs. Parfois, le vol de l'enfant s'inscrit dans un devenir caractéropathique, voire psychopathique. C'est le mode d'entrée le plus fréquent dans la délinquance. Il s'associe alors fréquemment à d'autres troubles du comportement telles les fugues.

1.2.1.2.1.4. La fugue

La fugue est le fait pour l'enfant de partir sans autorisation et sans prévenir du lieu où il est sensé être, pour déambuler, le plus souvent sans but pendant plusieurs heures, parfois pendant des journées entières. Il faut attendre 6-7 ans pour parler de fugue. Les déambulations de l'enfant plus jeune qui s'éloigne de sa mère, sans que celle-ci s'en aperçoive, n'ont pas la valeur ni l'intentionnalité d'une fugue. Il est très important d'avoir un emploi du temps très détaillé du fugueur. Le plus souvent, le fugueur est seul, mais parfois s'organisent des fugues en bande, sous l'impulsion d'un leader. En général, le fugueur n'a pas de but précis, il ne sait où aller et déambule au hasard. Bientôt, il cherche un refuge, ne tarde pas à se faire remarquer par son comportement indécis. Il est très soulagé d'être découvert et ne tarde pas à avouer sa fugue. D'autres fois l'enfant a un but qui est presque toujours le retour à un endroit investi par lui comme sécurisant, voire idyllique.

Les fugues de l'école méritent une mention spéciale. L'école buissonnière peut être le fait d'enfants à tendances psychopathiques, peu motivés pour l'école. Mais très souvent, c'est un mécanisme phobique qui sous-tend la fugue, laquelle masque en fait une phobie de l'école. Il en existe deux formes :

- Celle des enfants au début de leur scolarité primaire, vers 6-7 ans, qui sont angoissés par toute séparation d'avec leur mère.
- Celle d'enfants plus âgés, vers 10 ans, qui sont spécifiquement angoissés par l'école. Ils partent le

matin à l'heure habituelle, se dirigent vers l'école, mais arrivés à destination ils sont envahis d'angoisse et ne peuvent entrer. La phobie scolaire renvoie aux difficultés de séparation chez un enfant intelligent, qui travaille ses cours à la maison, en présence de sa mère. Une phobie sociale (les camarades de classe) et une agoraphobie (le trajet jusqu'à l'école) peuvent être associées.

1.2.1.2.1.5. Les troubles obsessionnels compulsifs (TOC)

Que certains enfants présentent des troubles de type obsessionnel, associés ou non à des compulsions, la clinique nous l'enseigne et ceci n'est pas discutable. Toute la question est de savoir s'il s'agit d'une entité morbide isolée (T.O.C.) ou si ces troubles s'insèrent dans le cadre d'une personnalité et d'une histoire humaine singulière (organisation névrotique obsessionnelle). Le T.O.C. est caractérisé par la présence de deux types de symptômes spécifiques (associés ou non): obsessions et/ou compulsions, à l'origine de sentiments marqués de détresse, de perte de temps considérable ou interférant de façon significative avec les activités habituelles du sujet.

- Les *obsessions* sont des idées, des pensées, des impulsions ou des représentations persistantes qui sont vécues comme intrusives et inappropriées et qui entraînent une anxiété et une souffrance importante.
- Les *compulsions* sont des comportements répétitifs (ex : se laver les mains, ranger dans un certain ordre, vérifier…) ou des actes mentaux (ex : compter, repérer des mots de manière silencieuse…) dont le but est de prévenir ou de réduire l'anxiété ou la souffrance et non de procurer plaisir ou satisfaction.

Selon la théorie psychanalytique, ces modalités de penser et/ou de comportement correspondent à un mode d'aménagement psychique, régressif, lié à la confrontation à la problématique œdipienne. Toute la question étant alors pour le sujet d'aménager des stratégies, conscientes et inconscientes, de mise à distance de l'objet du désir. La prévalence du T.O.C. chez les enfants et adolescents est comprise entre 0,5 et 3 %. Les premiers symptômes d'obsessions et de compulsions apparaissent généralement autour de l'âge de 10 ans, avec une prédominance masculine dans les formes pré pubères.

À noter l'importance des crises de colères impulsives et anxieuses. Lorsque ces enfants sont peu à peu submergés par les obsessions et prisonniers des actes compulsifs éreintants, l'angoisse et la détresse sous-jacentes ne sont contenues que de manière provisoire et modérée. D'où la fréquence élevée d'explosions émotionnelles, de crises aiguës de colères avec insultes, de bris d'objets et parfois de coups et blessures dirigés vers les proches avec forte culpabilité a posteriori. Ces phénomènes de colères se manifestent classiquement lorsque les rituels sont perturbés, voire empêchés, volontairement ou involontairement, par l'entourage. Près de 75 % des enfants souffrant de T.O.C. présentent également un autre trouble psychiatrique. Il s'agit principalement de l'association à d'autres troubles anxieux : attaques de panique, angoisse de séparation, troubles anxieux généralisés ou phobiques.

La prise en charge thérapeutique comporte deux volets : la psychothérapie et la psychopharmacologie.

- La *psychothérapie* est principalement d'origine psychanalytique et replace les T.O.C. dans le cadre plus général des conflits conscients et inconscients liés à la mise en place d'une structure obsessionnelle de la personnalité et tente d'améliorer l'ensemble du fonctionnement psychique. Les psychothérapies

familiales et les thérapies cognitives et comportementales auraient démontré leur efficacité sur les symptômes obsessionnels et compulsifs.
- La *psychopharmacologie* fait appel aux médicaments inhibiteurs de la recapture de la sérotonine.

1.2.1.2.1.6. L'instabilité psychomotrice

L'instabilité psychomotrice de l'enfant est décrite depuis le début du siècle, en particulier par les auteurs anglo-saxons. Différentes terminologies se sont succédé en fonction des descriptions et des hypothèses étiologiques (hyperkinésie, instabilité psychomotrice, Désordre Cérébral Mineur ...).

La définition actuelle, proposée par le D.S.M. IV (Diagnostic and Statistic Manual, 4e édition), regroupe l'ensemble de la symptomatologie sous le terme de : « troubles du déficit de l'attention-hyperactivité » (T.D.A.H.). Le tableau clinique est maintenant bien défini et repose sur des critères extrêmement précis, il paraît fondamental de diagnostiquer de façon précoce ce trouble, du fait de l'importance de son retentissement sur la scolarité, le développement cognitif et l'univers relationnel de l'enfant.

Le diagnostic clinique est facile dans la forme typique : il s'agit d'un enfant d'âge scolaire qui présente des symptômes excessifs par rapport à son âge, son quotient intellectuel et les situations dans lesquelles il se trouve. Par ailleurs, l'ensemble de la symptomatologie constaté par le psychologue, le médecin et décrit par l'entourage doit être retrouvé dans toutes les situations que peut rencontrer le jeune patient (domicile, lieu d'apprentissage ou école, situation sociale ...). La grande majorité des consultations qui sont adressées sont motivées par des difficultés d'apprentissage ou des troubles du comportement à l'école et à la maison.

L'étude sémiologique recherche l'association de trois syndromes : l'hyperactivité motrice, le trouble de l'attention et l'impulsivité.

- *L'hyperactivité* motrice fait état d'enfants en perpétuel mouvement, incapables de tenir en place, avec une activité globale désorganisée, non constructive et mal coordonnée. Il s'agit d'enfants qui courent et grimpent partout, s'agitent en permanence, souvent de façon joyeuse, sont incapables de rester assis face à une table de travail ou lors des repas, ne peuvent jouer seuls et prennent fréquemment des risques.
- *Le syndrome « troubles de l'attention »* représente certainement l'élément central puisqu'il est considéré par les auteurs anglo-saxons comme la base physiopathologique du dysfonctionnement. On retrouve des symptômes tout à fait typiques telle qu'une difficulté, voire une incapacité, à se concentrer, une distractibilité quasi-constante qui indispose les enseignants, l'enfant paraissant ne pas écouter, et une extrême difficulté à terminer ce qu'il entreprend, qu'il s'agisse d'un travail scolaire ou de jeux. Enfin, ce déficit attentionnel conduira fréquemment l'enfant à perdre ses objets de travail, avec des conséquences péjoratives sur son rendement intellectuel.
- *L'impulsivité est la troisième composante du syndrome* ; définie comme le besoin impérieux d'accomplir un acte, elle sera souvent responsable du rejet de l'enfant par son entourage. Elle le gêne à la fois dans son fonctionnement moteur (impatience, brusquerie) et son développement cognitif (incapacité à réfléchir aux conséquences de ses actes). Sur le plan pratique, elle transparaît chez des enfants incapables d'attendre leur tour, se précipitant pour répondre aux questions, interrompant le plus souvent les autres, abandonnant une activité avant de l'avoir

terminée, incapables d'organiser leur travail, sans stratégie ni planification, et ayant surtout de grandes difficultés à se conformer aux ordres. Sur le plan émotionnel, l'impulsivité sera illustrée par une fragilité de l'humeur (passage du rire aux larmes) et l'intolérance aux frustrations, responsable de réactions d'agressivité, tandis que l'enfant paraîtra le plus souvent insensible tant aux récompenses qu'aux menaces de punition.

Du fait de ce tableau clinique péjoratif, les enfants hyperactifs sont souvent exclus par leur famille, par leurs pairs, et mal tolérés par les enseignants ; le retentissement scolaire est rapidement important, tandis que l'enfant va développer insidieusement une mauvaise estime de lui-même responsable, dans les cas les plus graves, d'un tableau dépressif sévère. Le diagnostic est plus difficile dans les formes atypiques, en particulier chez l'enfant d'âge préscolaire.

Dans ce cas, l'hyperactivité est souvent physiologique et le diagnostic sera porté avant tout devant l'exagération de particularités développementales (hyperactivité, inattention), la tendance répétée aux accidents, et l'association possible de retards du développement (langage, motricité...). Seule l'évolution permettra d'affirmer la présence d'un authentique trouble déficitaire de l'attention ou d'un simple tempérament excessif.

Le trouble déficitaire de l'attention avec hyperactivité (T.D.A.H.) est souvent associé à d'autres pathologies mentales de l'enfant ; les syndromes, les plus fréquemment rencontrés sont :

- Les troubles spécifiques du développement ;
- Troubles oppositionnels avec provocation et/ou troubles des conduites ;
- Troubles anxieux et dépressifs.

1.2.1.2.2. Les troubles de la fonction sémiotique

Selon Jean Piaget, la fonction symbolique ou sémiotique permet de représenter les objets ou les situations non actuellement perçues en les évoquant au moyen de symboles ou signes différenciés comme :

Le langage

L'évocation verbale d'objets ou d'événements absents implique l'utilisation de signifiants différenciés par rapport aux signifiés évoqués. Le langage permet à l'enfant de sortir du présent dans lequel est confinée l'action sensorimotrice, en rappelant le passé ou en prévoyant le futur comme il permet de sortir de la situation actuelle dans l'espace en faisant appel à des objets situés dans un autre espace. Contrairement aux autres conduites symboliques, le langage n'est pas construit par l'enfant : il constitue un code déjà tout fait contenant des concepts des relations qui contribueront activement au développement de la pensée. Le langage représente donc un outil d'apprentissage de la logique en même temps qu'il est le moyen privilégié de communication avec les autres.

L'imitation différée

L'imitation différée correspond à une imitation qui est faite en l'absence de la chose imitée, donc après coup. Selon Piaget, ce type de conduite, qui apparait au cours de la période sensorimotrice, n'implique pas de représentation en pensée. Lorsque l'enfant, dans un premier temps imite un modèle qu'il voit devant lui et, plus tard, reproduit les gestes observés, l'action constitue le support de ce qui est gardé en mémoire. Il s'agit donc du début d'une représentation, mais qui n'est pas encore présente en pensée ; le geste imitateur joue le rôle d'un signifiant pour l'activité du modèle, le signifié. Selon

Piaget, l'imitation joue un rôle très important dans l'acquisition du système représentatif, car les autres conduites symboliques reposent sur elle (le jeu symbolique, le dessin et l'image mentale), et le langage s'acquiert nécessairement dans un contexte d'imitation.

L'image mentale

Pour Piaget, l'image mentale peut être considérée à ses débuts comme la reproduction mentale d'une action sans manifestation observable. Selon Piaget toujours, il existe deux types d'images mentales : l'image reproductrice et l'image anticipatrice.

L'image reproductrice est consacrée à la copie de tableaux connus, sans mouvement ni transformation. Ce type d'image statique ou d'image copie est typique de la pensée préopératoire, ou le sujet ne peut encore opérer des transformations mentales.

Vers 6-7 ans, avec l'avènement des opérations concrètes apparaissent des *images anticipatrices* ou de transformation plus mobiles, capables de prendre en compte des changements. Il s'agit de support symbolique nécessaire à l'action intériorisée qui fera son apparition vers 07-08 ans.

Le dessin

Piaget situe le début de la représentation graphique à mi chemin entre le jeu symbolique et l'image mentale : ce n'est pas une copie du réel comme peut l'être l'image mentale, et ce n'est pas une activité ludique sans contrainte puisqu'il y a volonté de produire une image. L'auteur n'en observe pas l'apparition avant 24 ou 30 mois sous forme de gribouillage s'apparentant d'avantage au jeu symbolique pure, mais qui évolue rapidement vers une connaissance des formes, lesquelles sont reproduites fortuitement d'abord et par la suite, mieux maîtrisées. Le réalisme du dessin passe par différentes phases : le sujet dessine d'abord ce qu'il sait des choses, plutôt que ce qu'il voit réellement et, progressivement il intègre les caractéristiques spéciales objectives. L'évolution du dessin se poursuit jusqu'à l'âge adulte (directions, axes, perspectives, etc.).

Le jeu symbolique

Le jeu symbolique constitue un moyen privilégié pour l'enfant d'appliquer sans contraintes ses schèmes à lui, en réponse à ses propres besoins affectifs et intellectuels. Cette activité est sans contraintes parce qu'elle ne sert pas à l'adaptation au monde réel : les symboles sont empruntés à l'imitation, mais ils n'ont pas à se conformer aux modèles, et l'enfant les utilise et les transforme à sa guise selon les caprices de son imagination. Cette fonction adaptative du jeu imaginaire dégagé des contraintes du réel est une caractéristique dominante de l'activité spontanée entre 2-3 et 5-6 ans. Mais elle continuera de se manifester pendant toute l'enfance et, en se modifiant, elle sera présente peu être pendant toute la vie. Piaget distingue 04 catégories de jeu :

- le *jeu d'exercice*, apparaissant dès le stade sensorimoteur et ayant pour fonction de consolider un savoir nouvellement acquit ;
- le *jeu symbolique* que nous venons de décrire ;
- le *jeu de règles* (marelle, cache-cache, etc.) qui a un aspect social important ;
- le *jeu de construction ou de solution de problèmes* (jeu questionnaire, jeu de chimie, construction mécanique, etc.), qui a encore un caractère ludique, mais qui vise à accroître l'adaptation au réel.

De ce qui précède, on observe plus simplement que la fonction symbolique est la faculté de représenter un objet concret absent du champ de vision par un symbole abstrait.

On peut relever un trouble de la fonction symbolique chez les élèves ou les enfants ; des chercheurs et des pédagogues nous renseignent sur les causes de cette particularité et sur ses conséquences. Winnicott explique que les jeunes enfants qui ne rencontrent pas de frustration n'ont pas à faire d'efforts d'imagination pour faire cesser cette frustration. Ainsi, le « self » se constitue chez le jeune enfant de 2-3 ans tandis qu'il est sous l'influence de sa mère. Le « faux-self », c'est la soumission aux désirs de la mère, lorsque l'individu ne reconnaît pas son propre désir, tandis que le « self » se construit dans les efforts que fait l'enfant pour s'affirmer en échappant aux désirs de sa mère, ce qui lui permet de développer son imaginaire. Les enfants qui sont plus dans le « faux-self » que dans le « self » ont des problèmes de codification par manque d'imaginaire et présentent un retard de développement de la fonction de symbolisation.

Piaget note que chez certains adolescents qui très jeunes, ont eu la responsabilité de gérer le quotidien, le concret s'est développé au détriment du formel, par manque d'espace et de temps pour le jeu donc par manque de développement de l'imaginaire, ce qui réduit l'accès à la symbolisation.

La fonction symbolique permet à la pensée de se développer, mais lorsqu'il y a dysgnosie (dysfonctionnement de la fonction symbolique), il peut y avoir différents troubles comme par exemple une coupure entre un objet et son nom, une difficulté d'association, des problèmes de catégorisation, une incapacité à se mettre à la place des autres, une difficulté d'évoquer l'image mentale des parents ou des figures éducatives dans le dessin de famille… Le problème de relation entre signifié et signifiant peut expliquer par exemple qu'un élève lecteur ne comprenne pas ce qu'il déchiffre.

L'enfant utilise le dessin comme un langage aussi peut-on le « lire » ainsi « Le dessin permet parfois d'évaluer la réponse de l'enfant à des agressions physiques et psychologiques. Parmi ces traumatismes, le divorce des parents est probablement le plus courant. Le dessin complète très utilement les autres types d'approches. Il permet de contourner les difficultés de l'expression verbale. Le dessin du personnage témoigne d'une image du corps plus pauvre, à des signes d'insécurité, de retrait et de problèmes impersonnels. On a également utilisé le dessin chez les enfants témoins de violences (homicide, suicide, enlèvement, mort accidentelle, violences à l'école…) au cours d'entretien individuel dans le cadre de consultation spécialisée.

Les enfants présentant des perturbations émotionnelles (enfants instables) ont avec le test du personnage des résultats inferieurs à des enfants d'âge et de niveau mental équivalent. On constate que le niveau du dessin varie plus avec le contexte familial qu'avec les performances scolaires ou l'intelligence, et que les enfants ont des résultats plus faibles que les enfants d'âge biologique ou mental équivalent.

L'amélioration de l'adaptation sociale s'accompagne d'une amélioration des scores de dessin et parfois aussi d'une augmentation parallèle du quotient intellectuel » (Wallon, P. 2001).

1.2.1.2.3. Les troubles sphinctériens

Ils comprennent *l'énurésie et l'encoprésie*. Ce sont des troubles relativement fréquents chez l'enfant. Ils sont responsables d'une altération du bien-être et d'une souffrance importante.

- *L'énurésie* est définie par des mictions involontaires se répétant après l'âge de cinq ans. Elle est le plus souvent nocturne. L'énurésie diurne est plus fréquemment liée à des troubles urinaires que la nocturne. Au plan diagnostic, l'énurésie fonctionnelle doit être différenciée des épisodes énurétiques liés à des maladies endocriniennes, à des maladies neurologiques, aux traitements neuroleptiques. L'énurésie peut être associée à une infection urinaire, plus fréquentes chez les filles. Les anomalies de l'appareil urinaire ne sont pas plus fréquentes chez les énurétiques.
- *L'encoprésie* est définie par des émissions fécales dans des endroits non appropriés, se répétant après l'âge de 04 ans, en l'absence de troubles organiques. On parle d'encoprésie involontaire, elle est plus fréquente. Elle est habituellement associée à une constipation. Quand à l'encoprésie volontaire, elle est plus rare. L'encoprésie concerne près de 1 % des enfants de 05 ans. Elle est 3 à 4 fois plus fréquente chez les garçons. Son diagnostic est à distinguer des incontinences fécales, des diarrhées chroniques et du mégacôlon aganglionnaire. On parle d'encoprésie involontaire, elle représente 85 à 95 % des encoprésies. Elle est manifestée par des émissions fécales involontaires fréquentes sous forme de petites quantités de selles.

1.2.1.2.4. Le trouble des conduites sociales (conflit avec la loi, délinquance)

Le trouble de conduites sociales se définit avant tout par la répétition et la persistance de conduites au travers desquelles sont bafoués les droits fondamentaux d'autrui et les règles sociales. Comme pour la majorité des troubles du comportement dits externalisés, l'expression clinique du trouble de conduites est fonction de l'âge du sujet. Pendant l'enfance, les manifestations du trouble de conduites se limitent le plus souvent au milieu familial et scolaire. Le trouble affecte le fonctionnement général de l'enfant et peut être associé à de moindres capacités d'apprentissage. A l'adolescence, il va s'étendre à tout l'environnement social et peut entraîner des conduites à risque, une sexualité non protégée, des grossesses précoces chez les filles, des abus de substances voire une criminalité. Selon l'âge de survenue (avant ou après la deuxième année), la symptomatologie et l'évolution du trouble diffèrent avec un pronostic plus péjoratif et un risque élevé d'évolution vers une personnalité antisociale à l'âge adulte lorsque l'apparition est précoce.

En 1968, le terme trouble de conduites est introduit dans le DSMII (Diagnostic and Statistical Manual of mental disorder) par l'association américaine de psychiatrie (APA), et en 1977-1978 dans CIM9 (Classification internationale des maladies) par l'Organisation Mondiale de la Santé (OMS).

Le trouble de conduites répond à trois critères (A, B, C).

Le premier critère (A) définit le trouble comme « un ensemble de conduites, répétitives et pertinentes, dans lequel sont bafoués les droits fondamentaux d'autrui ou les normes et règles sociales correspondant à l'âge du sujet, comme en témoignent la présence d'au moins trois symptômes au cours des 12 derniers mois, et d'au moins un au cours des 6 derniers mois ». Les différents symptômes sont regroupés en quatre catégories principales.

- Les conduites agressives dans lesquelles des personnes ou des animaux sont blessés ou menacés dans leur intégrité physique.

- Les conduites où des biens matériels sont endommagés ou détruits (sans agression physique)
- Les fraudes ou vols
- Les violations graves de règles établies.

Le critère B concerne l'existence d'un retentissement significatif sur le fonctionnement social, scolaire ou professionnel.

Chez les sujets de plus de 18 ans, le diagnostic de trouble de conduites ne peut être posé qu'en l'absence des critères de la personnalité antisociale (critère C).

Parmi les troubles de conduites sociales il faut noter les conduites délinquantes ou conduites en conflit avec la loi. La délinquance proprement dite est une notion relative de caractère à la fois juridique, social et moral, donc variable selon les temps et les lieux. La délinquance est une forme d'inadaptation sociale à un moment donné, en un lieu donné, laquelle peut traduire mais non toujours bien sûr, des difficultés d'ordre psychologique voire des troubles psychopathologiques. Des conduites délinquantes se voient surtout lors de la période d'adolescence, laquelle est en effet une étape particulièrement délicate, angoissante, mettant à rude épreuve le sujet dans ses relations interpersonnelles et sociales. Il n'est pas rare que la délinquance de l'adolescent survienne après un ensemble de manifestations plus précoces intra et extra familiales où se retrouvent, à des degrés divers, certaines tendances antisociales qui s'expriment par exemple par des comportements agressifs, une tendance à détruire, des vols, certains mensonges, des difficultés scolaires, etc.

Les conduites délinquantes

Les fugues et les vagabondages : l'abandon du domicile familial signe le malaise du sujet dans sa famille. Ce malaise est toujours intense et préoccupant en raison soit des perturbations affectives de l'adolescent, soit de conditions familiales très négatives. Les vols, les dégâts matériels posent des problèmes différents selon l'âge de l'adolescent, leur type, leur importance, leur fréquence chez le même sujet. Il est habituel de noter que les vols extra familiaux suivent des vols à l'intérieur de la famille. Plus l'enfant grandit, plus le côté utilitaire et en même temps agressif et antisocial du vol augmente. Les comportements violents (les délits de violence sont en augmentation) sont en général le fait de garçons d'un certain âge. Il peut s'agir de coups et blessures, voire d'homicides, certes rares mais non exceptionnels. Ces derniers peuvent signer une absence pathologique grave de contrôle des pulsions agressives, mais parfois la volonté d'agression n'est pas manifeste et fait place à la peur. Chez les jeunes enfants, la relation entre l'acte agressif et ses conséquences peut être mal perçue.

Certains comportements sexuels "antisociaux": viols (souvent collectifs), attentats à la pudeur, incitation à la débauche, etc. sont à replacer au sein des difficultés ou des perturbations de la maturation sexuelle et affective des sujets.

À propos des toxicomanies juvéniles, les prises de drogues par les adolescents a en règle une double signification psychologique et sociale. Elles représentent à la fois un moyen de lutte contre leur malaise, leur angoisse personnelle, leurs affects dépressifs. C'est aussi une occasion de transgresser certaines règles sociales et de créer un univers nouveau avec son rituel, ses règles propres. Il est essentiel de bien distinguer l'utilisation occasionnelle de drogue, relativement fréquente à cette période même si elle n'est pas du tout à banaliser, de la toxicomanie juvénile avérée qui se caractérise par une escalade d'absorption de drogues aboutissant à une consommation quotidienne qui entraîne une dépendance psychologique et le plus souvent physique.

En matière de délinquance en groupe, il y a lieu d'évaluer dans quelles conditions elle a eu lieu : conduite occasionnelle de rassemblements, de manifestations sous-tendues par une idéologie ou un intérêt commun (musique, moto, politique, etc..) ayant donné lieu à de la "casse" ? Ou s'agit-il d'une activité répétitive, en bandes plus ou moins organisées, surtout urbaines ou suburbaines ?

Les jeunes délinquants

Une conduite antisociale est une modalité d'expression parmi d'autres d'un sujet et ceci au sein d'un contexte psychologique, familial et social, très variable selon les cas. Il n'y a pas de proportionnalité entre la gravité de l'acte délictueux et l'importance des perturbations de la personnalité de leurs auteurs.

Dans un nombre très limité de cas, la conduite délinquante apparaît liée à des troubles psychotiques marqués par une altération sévère du sens de la réalité, par un Moi incapable de faire la part du monde imaginaire et du monde réel (rôle des films et des jeux vidéos ?) et agissant ses fantasmes agressifs. L'ensemble des perturbations désignées sous le terme de psychopathie est noté chez environ 15 à 20 % des délinquants. Il s'agit d'un trouble sévère de la personnalité marqué par des passages à l'acte violent, répétitifs ne faisant pas l'objet d'une véritable culpabilité et par une intolérance massive à la frustration et des difficultés relationnelles profondes liées à une incapacité à maintenir de manière positive un attachement prolongé à quelqu'un. Parfois l'association de sadisme, d'une indifférence totale par rapport aux conséquences des conduites fait parler d'enfants ou d'adolescents pervers. Le rôle des carences et frustrations affectives précoces massives apparaît majeur dans la genèse de la psychopathie.

Chez les délinquants névrotiques, la conduite antisociale est occasionnelle, peu claire, inhibée, bloquée, inachevée du point de vue du but à atteindre. On trouve chez ces patients des sentiments de culpabilité assez vifs et un certain besoin latent d'être puni. La conduite « antisociale » paraît bien être, comme un symptôme névrotique, une espèce de formation de compromis entre le désir et les forces contre-pulsionnelles du Moi et du Surmoi, et renvoyer à un conflit interne, actif.

Une phase juvénile difficile, une période d'adolescence particulièrement conflictuelle et angoissante peut être génératrice de passages à l'acte. Les passages à l'acte représentent-ils un moyen d'éviter l'abord des conflits et des contradictions internes ? S'agit-il d'un recours très occasionnel ou plus systématique de ce mécanisme d'externalisation du conflit, déplaçant vers l'extérieur, dans des conflits externes, ce qui ne peut être abordé à l'intérieur de soi ?

La personnalité du délinquant peut apparaître comme normale, indemne de tout conflit important. Le comportement antisocial (en règle unique ou peu fréquent) s'inscrit alors dans un contexte de circonstances particulièrement génératrices de passages à l'acte ou dans un climat familial ou social où il apparaît très réactionnel à celui-ci. Il faut donc se garder de psychiatriser à tort de telles conduites "antisociales", mais aider de tels sujets à sortir de leur phase tumultueuse de maturation, sans les faire tomber dans la stérile et stigmatisant nosographie de la "personnalité délinquante", car à l'adolescence surtout, le plus souvent tout est possible et rien n'est figé dans une "structure délinquante".

1.2.2. Théorie de référence : la théorie de l'attachement de John Bowlby (1954, 1969, 1973).

1.2.2.1. Les comportements d'attachement ou le paradigme Bowlby-Ainsworth

La notion d'attachement, en psychologie, se réfère généralement à la conceptualisation théorique de John Bowlby (1954, 1969, 1973). Cet auteur suggère l'existence d'une complémentarité adaptative entre divers systèmes de comportements, tels les comportements parentaux de soins et les comportements d'attachement du jeune au parent. Ces deux systèmes serviraient un double fonction, du point de vue de l'adaptation : la protection du jeune et sa socialisation. Si ces systèmes comportementaux sont en quelque sorte programmés pour venir s'emboîter l'un dans l'autre sans heurts, la pratique clinique montre que dans la réalité tout ne se passe pas aussi facilement. En effet, s'il paraît primordial pour le développement de l'enfant que ses attentes soient satisfaites par des réponses parentales adéquates, ce n'est, à l'évidence, pas toujours le cas.

L'observation précise des interrelations entre les systèmes de comportements de soins et de comportements d'attachement est essentielle pour comprendre leurs implications sur le développement et les psychopathologies de l'enfant. Le développement d'un attachement secure vis-à-vis d'un donneur de soins est une tâche développementale centrale. Il influence les représentations que l'enfant a de lui-même et des autres, ainsi que ses stratégies pour traiter les pensées et les émotions relatives à l'attachement. Ces stratégies bâties pas à pas peuvent être modifiées par des événements majeurs en rapport avec l'attachement, tels qu'une séparation, une perte ou un abus. Bowlby (1954, 1969, 1973) a suggéré que quand un individu développe au cours de l'enfance des représentations négatives de lui ou des autres ou des stratégies pour traiter ses sentiments et pensées en rapport avec l'attachement qui l'éloignent du réel, il devient plus vulnérable sur un plan psychopathologique.

Il existerait donc des troubles se rattachant directement à des perturbations du système d'attachement, comme le deuil pathologique, la dépression névrotique, l'agoraphobie, et d'autres pour lesquels les perturbations du système de l'attachement seraient un des facteurs étiopathogéniques. Ainsi, la théorie de l'attachement suggère que les relations et leurs difficultés peuvent influencer la survenue de troubles psychologiques de trois façons (Holmes, J.1993). Les ruptures ou les pertes peuvent être en elles-mêmes une cause de trouble. L'internalisation de patterns d'attachement précoces pathologiques peut influencer les relations ultérieures de façon à rendre une personne plus exposée et plus vulnérable au stress. Enfin, la perception qu'a une personne de ses relations actuelles et de l'usage qu'elle en fait la rend plus ou moins vulnérable à un effondrement dans les situations d'adversité. Ces deux derniers points renvoient aux stratégies d'attachement existant au moment de la survenue des troubles psychopathologiques, et à l'état d'esprit en rapport avec l'attachement. Les stratégies d'attachement varient ainsi selon un continuum qui va de la tentative de minimiser à celle de maximiser l'expression des besoins d'attachement et les émotions qui s'y rapportent.

1.2.2.2. Les stratégies d'attachement (Pionné, N., Atger, F. 2003)

1.2.2.2.1. Catégorie « détaché » ou « évitant »

À une extrémité de ce continuum se situerait la catégorie « détaché » ou « évitant » dans laquelle les stratégies visent à minimiser les besoins. L'attention est détournée des angoisses, l'expression libre des affects (en particulier négatifs) est minimale et les structures pour les réguler sont rigides et très organisées. Malgré le fait que les classifications « détaché » ou « évitant » ne reflètent pas en elles-mêmes une pathologie, ces stratégies prédisposent à des troubles externalisés (externalizing disorders), ce qui semble cohérent avec le fait que l'attention est détournée du soi sans résolution des représentations négatives, dans une stratégie de fuite. Les états d'esprit « détachés » sont associés aux personnalités antisociales, aux troubles des conduites alimentaires, aux abus de substance, aux formes hostiles de dépression et aux formes externalisées de troubles anxieux (symptômes phobiques par exemple).

1.2.2.2.2. Catégorie « préoccupé » ou « ambivalent »

À l'autre extrémité du continuum se trouve la catégorie « préoccupé ». Elle se caractérise par une expression des sentiments et des souvenirs en rapport avec l'attachement qui est maximale, avec donc un débordement par les affects. Les structures de régulation des affects sont faibles ou absentes. On peut comprendre ces stratégies comme des stratégies d'hyperactivations des signaux affectifs destinés aux figures d'attachement afin d'obtenir réconfort et réassurance. Les personnes ayant un état d'esprit « préoccupé » sont plus à risque de présenter des troubles de la personnalité du registre hystérique ou état-limite, et certaines formes de pathologies anxio-dépressives.

1.2.2.2.3. Catégorie « secure »

La catégorie « secure » se situe à mi-distance dans ce continuum, avec une balance équilibrée entre structure et expression des affects. Les affects, incluant la gamme des affects négatifs, peuvent être reconnus et traités de façon souple et cohérente. Cela se reflète dans la cohérence du discours et dans la souplesse et la cohésion des représentations. Même si ces sujets peuvent développer des pathologies névrotiques, des manifestations d'anxiété ou de dépression, ils présentent rarement des troubles plus sévères du caractère.

1.2.2.2.4. Catégorie « non résolu » ou « apeuré »

La quatrième catégorie d'attachement, « non résolu », est plus difficile à situer sur ce continuum. D'un certain point de vue, elle peut évoquer les caractéristiques de l'attachement « préoccupé », en particulier par la désorganisation et l'incohérence. Cette proximité est confirmée par le fait que les sujets présentant une pathologie limite sont le plus souvent classés dans la catégorie non résolu ou préoccupé ou les deux. Ces deux catégories ont également été reliées à des histoires traumatiques ou de perte pendant l'enfance.

1.2.2.3. Liens entre attachement et certains troubles psychologiques

Des relations ont pu être établies entre quelques-unes des principales catégories diagnostiques de troubles psychologiques et l'attachement.

Avant de formaliser sa théorie de l'attachement, John Bowlby(1954) mettait déjà en évidence les liens entre séparations précoces prolongées et futurs comportements délinquants et agressifs. A partir d'études menées sur divers échantillons psychiatriques, il constata que la personnalité psychopathique et la dépression, accompagnées de délinquance persistante et d'une propension au suicide, étaient associées à de fréquentes ruptures de liens affectifs durant l'enfance (Bowlby, 1969). Ainsi, des carences subies durant la petite enfance ont des conséquences dramatiques à l'âge adulte.

Marshall (1994), dans « Pauvreté des liens d'attachement et déficiences dans les rapports intimes chez les agresseurs sexuels » aborde la question des agressions sexuelles perpétrées par des adultes de sexe masculin. Il présente les attachements de l'enfance et l'intimité pour l'adulte comme des facteurs liés à l'étiologie des agressions sexuelles. La vulnérabilité est l'élément crucial qui sous-tend la réponse aberrante de certains hommes quand l'occasion leur est donnée de commettre une agression sexuelle. On pense que cette vulnérabilité est principalement, quoique non exclusivement, produite par des attachements déficients entre l'agresseur et ses parents au cours de son enfance. La faiblesse de ces liens mène à des déficiences chez l'adulte sur le plan de ses rapports intimes ainsi qu'à un sentiment de solitude.

Ghiran, V., Iftene, F. (1994) rapportent dans « Valences particulières du processus de séparation pendant l'adolescence » que les troubles de comportement pendant l'adolescence ne représentent pas seulement l'expression du processus de séparation. Les troubles de comportements délinquants sont plutôt l'expression des carences sociales, éducatives que celle des souffrances psychiques. Les facteurs biologiques favorisants, de même que les carences d'instruction, apportent une contribution considérable à la pathogénie de la délinquance juvénile. Il parait que les carences de structure des liens d'attachement spécifiques, pendant la première enfance, aient plus de signification en ce qui concerne le comportement délinquant pendant l'adolescence que l'impact du processus séparation-individualisation. Le processus de séparation pendant l'adolescence possède de multiples causes et ne peut nullement être réduit à une seule dimension.

Allen, J.P., Moore, C.; Kuperminc, G., Bell, K. (1998) dans leur article « Attachment and Adolescent Psychosocial

Functioning » se sont plus spécifiquement intéressés à l'adolescence. Leur recherche publiée dans Child Developpement, menée auprès de 131 adolescents relève que l'organisation de l'attachement dans l'enfance est intrinsèquement liée à de nombreux aspects du fonctionnement psychosocial et en particulier à la construction de relations significatives avec les pairs, à la présence de problèmes comportementaux de type « internalisation » (dépression, anxiété) et à la présence de comportements délinquants.

Van IJzendoorn, M.H., Schuengel, C., Bakermans-Kranenberg, M.J. (1999) procèdent par une méta-analyse. Ils soulignent que les jeunes dont l'attachement est insecure désorganisé/désorienté auraient beaucoup de difficulté à gérer le stress et courent un risque élevé de trouble du comportement externalisé.

Harris et Bifulco (1990) ont mené une étude auprès de femmes qui avaient perdu leur mère dans l'enfance. Le taux de dépression dans ce groupe était significativement plus élevé que dans le groupe témoin : 30 % au lieu de 10 %. Ils ont tenté d'identifier la part respective des facteurs sociaux et psychologiques dans la survenue de ces dépressions. Sur le plan social, ces femmes avaient eu une carence de soins dans l'enfance ; cela conduisait fréquemment à des grossesses qui survenaient hors mariage et à un choix de partenaire peu étayant, ainsi qu'à des conditions de vie défavorisées. La composante psychologique retrouvait un sentiment de désespoir important, qui avait débuté dans l'enfance au moment de la perte, associé à un sentiment de manque de maîtrise. Harris et Bifulco ont recherché, en plus de ces difficultés, l'existence de styles d'attachement vulnérables c'est-à-dire de difficultés dans les relations interpersonnelles. Ils ont trouvé que c'était ce dernier point qui était relié le plus au risque dépressif.

Brown, GW., Harris, T. (1993) dans une population d'adolescents en consultation clinque observent que la notion d'estime de soi ou d'attachement est une composante psychologique importante dans la genèse de la dépression. Une bonne estime de soi nécessite d'avoir internalisé une relation duelle dans laquelle une partie de soi se sent bien avec l'autre. Cela rejoint le concept psychanalytique de bon objet interne, ainsi que la qualité des interactions précoces. La survenue précoce de la perte a été associée à des dépressions plus sévères. Cependant, la majorité des patients dépressifs n'ont pas subi de telles pertes dans l'enfance. Il est donc important d'explorer aussi l'aspect qualitatif des relations aux parents qui peuvent prédisposer à la dépression.

West, ML., Spreng, SW., Rose, SM., Adam, KS. (1999) ont étudié le lien entre le sentiment de sécurités perçues et l'existence d'antécédents de tentatives de suicide chez 187 adolescents soignés en psychiatrie. Ils se sont appuyés sur l'hypothèse selon laquelle, le comportement suicidaire est un comportement extrême d'attachement et l'expression d'une colère et d'une détresse contre une figure d'attachement indisponible. Les tentatives de suicide chez l'adolescent refléteraient un dysfonctionnement de l'attachement et surviendraient en réponse à une incapacité à atteindre un sentiment de sécurité suffisant. Cette étude a trouvé que la non disponibilité perçue et les niveaux élevés de symptomatologie dépressive étaient des prédicteurs de comportements suicidaires.

1.2.3. Enoncé du problème

L'analyse des travaux relatifs à l'attachement montre qu'il existe un lien entre catégories d'attachement et troubles psychologiques dans une population de mineurs délinquants quoi qu'il y ait peu d'étude sur cette cible. Ainsi, notre interrogation porte sur l'existence de lien entre les troubles psychologiques et les catégories d'attachement chez les mineurs délinquants tel quel décrit dans la littérature et ce qu'on peut observer chez les enfants du BICE au Togo.

En termes plus spécifiques, nous nous proposons de répondre aux questions suivantes :

1. Les catégories d'attachement observé chez les mineurs délinquants au Togo sont-elles identiques à celles décrites dans la littérature ?
2. Les troubles psychologiques observés chez les mineurs du BICE au Togo sont-ils les mêmes que ceux décrits dans la littérature ?
3. Les catégories d'attachement comme facteurs associés aux troubles psychologiques, chez les mineurs du BICE au Togo sont – elles les mêmes que celles décrites dans la littérature ?
4. Existe-t-il des facteurs particuliers qui expliquent les catégories d'attachement et / ou les troubles psychologiques chez les mineurs délinquants du BICE au Togo ?

1.2.4. État de la question

Pour répondre aux problèmes énoncés, nous avons eu à consulter une littérature faite de recherche en psychologie au Togo.

Djonna, A.(1998), dans son étude sur l'influence de la relation parent-enfant dans le développement des comportements asociaux chez les enfants en est arrivé à la conclusion selon laquelle la relation parent-enfant, si elle est mauvaise, engendre une rupture qualitative dans le système d'intégration sociale de l'enfant, par le fait que cette rupture affecte le développement de sa personnalité à travers les comportements asociaux qu'il pose. A cet effet, elle définit l'enfant ayant des comportements asociaux comme « tout enfant qui est en rupture avec sa famille et qui pour des raisons relationnelles et/ou réactionnelles a développé des comportements inacceptables par la société tels que : le viol, la fugue, le vagabondage, la toxicomanie, le vol, etc. ».

Elle relève enfin qu'il y a une chose fondamentale à souligner c'est que l'amour et l'attention des parents à l'égard de leurs enfants, la communication entre parents et enfants, constituent la source où les enfants puisent l'énergie du développement de leur personnalité, et sont pour ce faire indispensables pour tout enfant. La présente étude mérite d'être faite car elle a pour objectif de contribuer à la prise en charge des enfants sans famille naturelle. Cependant, elle n'aborde pas explicitement le lien entre l'attachement et les troubles des conduites sociales apparaissant dans la souffrance des relations parents-enfants.

Yehouenou, C. (2003) a mené une étude rétrospective à propos de 132 cas d'enfants et d'adolescents suivis au CHU-Campus de Lomé de janvier 1998 à décembre 2003 pour troubles de santé mentale associés à une relation père-enfant perturbée. Dans sa problématique, il a adopté une démarche déductive lui permettant d'analyser des travaux et théories sur la relation parent –enfant. Au regard de toutes ses analyses, son interrogation a porté sur l'existence au Togo des troubles psychopathologiques liés à la relation père-enfant perturbée. Son étude avait deux types d'objectifs : objectifs scientifiques et objectifs d'application. L'étude visait à identifier les différents troubles psychologiques pouvant découler du conflit relationnel père-enfant ; recenser les éléments perturbateurs de la relation père-enfant sur le développement psychologique de l'enfant et de l'adolescent ; et de décrire les différents facteurs conduisant à la mauvaise construction de cette relation père-enfant. Comme objectifs d'application Yehouenou, C s'est proposé pour aider à l'amélioration et à la spécification des diagnostics, de fournir des éléments pouvant orienter la prise en charge psychothérapeutique des enfants ou adolescents développant des troubles psychopathologiques, et de proposer des éléments d'éducation familiale préventive des troubles psychopathologiques chez les enfants et les adolescents. La méthode de collecte des données fut la méthode documentaire notamment sa technique signalétique. Pour analyser ses données il a utilisé la méthode logico sémantique.

Ses résultats ressortent que les tranches d'âges de prédilection de consultation pour les troubles psychopathologiques liés à la carence paternelle sont respectivement de 21-25 et 16-20 ans. Elles représentent 56,26 % de son échantillon. Il apparaît que les jeunes gens et les jeunes hommes sont plus touchés par le phénomène de la carence paternelle, soit 56,82 % contre 43,18 % pour les jeunes filles et jeunes femmes. D'après ces résultats, le phénomène de la carence paternelle et de la relation père-enfant conflictuelle concerne plus les familles polygames que les familles monogames.

Les aînés de la fratrie constituent un groupe statistiquement significatif soit 33 % des sujets de l'échantillon. Aussi plus de la moitié des sujets (60,60 %) sont issus de familles nombreuses (nombre d'enfants supérieur à égal à 3). Les enfants des fonctionnaires sont plus représentés dans l'échantillon avec 53,79 %.

La dissociation des foyers selon les résultats peut causer des troubles psychopathologiques chez les enfants ou adolescents. L'étude a montré qu'il existe une prédominance de l'absence physique, soit 65,91 % du total par rapport à l'absence psychique. Les attitudes passives du père lors de la prise des décisions importantes dans la famille (père peu attentif à la vie familiale) ont des incidences notables sur le développement de la personnalité de l'enfant avec pour conséquences la prédominance des troubles anxieux et dépressifs.

Parmi les modalités de l'absence physique du père, la modalité « divorce des parents » demeure la plus importante (24,44 %) avec une prédominance de troubles dépressifs. Il a aussi trouvé que les bastonnades et les réprimandes excessives infligées par le père à l'endroit de l'enfant peuvent provoquer des troubles dépressifs et anxieux.

L'étude a montré que 70 % des sujets de l'échantillon subissent une éducation sévère de la part de leur père. Les enfants qui subissent une maltraitance de la part de leur père sont plus touchés par le phénomène de conflit relationnel père-enfant et manifestent des troubles dépressifs et schizophréniques. Toutefois, il faut remarquer que les sujets orphelins de père n'ont pas développé de troubles spécifiques puisque les troubles y sont plus ou moins également répartis.

L'étude de Yehouenou, C prend en compte la relation père-enfant. Dans la présente étude, nous voulons tenir compte de toutes dimensions de la relation parent-enfant.

Sevon, K. (2001), étudie « l'impact du climat affectif familial sur la personnalité de l'enfant : cas des toxicomanes de Lomé ». Il a montré que l'âge actuel, le type de famille et la position occupée dans une fratrie ne sont pas des facteurs déterminants dans l'explication de l'étiologie de la toxicomanie. Cependant il ressort que le phénomène est essentiellement masculin, que la consommation se fait en groupe et la plupart des toxicomanes le sont devenus lorsqu'ils vivaient encore avec leurs parents géniteurs. D'après les facteurs subjectifs le désir d'attirer l'attention et d'embêter les parents constitue un facteur déterminant. Enfin, parmi les facteurs psychologiques, la disqualification du père (absence physique et / ou psychique) et surprotection maternelle sont les facteurs prépondérants entraînant le trouble de l'organisation de la personnalité pouvant déboucher sur la dépendance à la drogue. Cette étude s'est seulement intéressée aux toxicomanes.

Elle est aborde un des troubles psychologiques auprès de la même cible que notre étude à savoir les mineurs délinquants. Elle n'aborde pas le lien systématique entre l'attachement et les troubles psychologiques.

Ayena, D. (2006) a menée une étude prospective auprès de jeunes sans soutien. Il s'est intéressé à 22 enfants âgés de 6 à 21 ans ; vivant dans un centre. Chez ces enfants il a observé des troubles de comportement et de conduite tels le manque d'initiative, l'agressivité, l'opposition, le vol, le mensonge etc. Il s'est interrogé sur l'existence des facteurs pouvant expliquer ces conduites. Des résultats obtenus il ressort dans son cadre, le centre une prédominance féminine. C'est-à-dire que parmi les enfants bénéficiaires, il y a plus de filles que de garçons. L'intolérance à la frustration, les frustrations précoces, la carence affective, le manque de contrôle, l'évitement d'une sanction punitive, influencent la genèse et l'évolution des troubles de conduites identifiés.

Au total il a identifiés chez ces enfants une disposition à l'anxiété, un sentiment de sécurité, un déséquilibre affectif qui se traduit par une irritabilité et une extrême instabilité émotionnelle.

Le vol chez l'enfant du centre est commis dans un contexte de carence affective. Les troubles de conduite et de comportement observés chez ces enfants semblent être consécutifs à une carence affective. Néanmoins certaines causes liées au fonctionnement du centre ne sont pas à exclure. Cette étude rend compte des types de troubles psychologiques, les facteurs associés sont évoqués notamment les carences affectives. Ces facteurs externes ne renseignent pas sur les modes internes de relation, qui sont des fondements individuels de la délinquance. Nous vous voulons ressortir là, les enjeux et rôles des catégories d'attachement qui constituent des dimensions intrinsèques de relation à soi et aux autres. Et elles sont important dans l'élucidation de agir délictueux car elles rendent compte des bases psychologiques pour appréhender la délinquance juvénile.

Djassoa, G. (1990) a travaillé sur le phénomène de la marginalité juvénile à Lomé. Il aborde l'importante question des conséquences à long terme de perturbations de l'attachement chez les jeunes. Il illustre, l'insécurité affective que connaissent les jeunes qui ont subi des carences précoces.

En effet, il parvient à la conclusion selon laquelle toute perturbation du milieu familial n'est pas la cause directe ni nécessaire de la délinquance juvénile. C'est le bouleversement psychique qu'il est susceptible d'engendrer chez le jeune qui rend compte de la marginalité. Ainsi à partir de l'analyse de contenu d'un échantillon de dossiers de 20 mineurs au C.O.R.S.C, il a isolé certains facteurs pouvant conduire à la marginalité juvénile à Lomé.

- Les facteurs sociologiques tels que l'éclatement de la cellule familiale auxquels s'associent la désintégration de la cellule familiale traditionnelle et l'éveil du besoin d'argent par l'introduction de l'économie de marché, entrainant des conflits insurmontables entre la vie de famille et les activités financièrement rentables.
- Les facteurs psychologiques : le milieu familial perturbé est vécu comme une situation d'insécurité affective, une telle insécurité qui se traduit par divers processus psychologiques s'expriment de manières diverses qui peuvent se combiner, s'intriquer : le sentiment d'abandon affectif, la carence d'objets

identificatoires, l'angoisse de morcellement, l'intolérance à la frustration.

- Les facteurs psychopathologiques : ils se résument à un trouble relationnel précoce qui serait de type abandonnique, et s'exprimant sous forme de carence affective.

Au terme de l'analyse des travaux antérieurs, nous constatons que le problème faisant l'objet de notre étude a été abordé. Cependant, ils n'explorent pas spécifiquement les liens entre les catégories d'attachement des sujets et les troubles psychologiques notamment les comportements externalisés ou les troubles de conduites sociales.

1.2.5. Spécification du problème

Dans la présente étude, nous nous proposons de rechercher le lien d'identité entre les catégories d'attachement et les troubles psychologiques tels que décrits dans la littérature et ce qu'on peut observer chez les mineurs délinquants du BICE au Togo.

CHAPITRE 2

Hypothèses, variables et objectifs de la recherche

2.1. HYPOTHÈSES DE LA RECHERCHE

Pour répondre au questionnement du présent travail, nous formulons deux types d'hypothèses : une hypothèse générale et des hypothèses spécifiques

2.1.1. Hypothèse générale

Les catégories d'attachement et les troubles psychologiques observés chez les mineurs du BICE au Togo sont identiques à ceux décrits dans la littérature.

2.1.2. Hypothèses spécifiques

1. Les catégories d'attachement observé chez les mineurs délinquants au Togo sont identiques à celles décrites dans la littérature.
2. Les troubles psychologiques observés chez les mineurs du BICE au Togo sont les mêmes que ceux décrits dans la littérature.
3. Les catégories d'attachement comme facteurs associés aux troubles psychologiques chez les

mineurs du BICE au Togo sont les mêmes que celles décrites dans la littérature.

4. Il existe des facteurs particuliers qui expliquent les catégories d'attachement et / ou les troubles psychologiques chez les mineurs délinquants du BICE au Togo.

2.2. Variables et modalités

2.2.1. Variable d'identité 1 : les stratégies d'attachement (Pionné, N., Atger, F. ; 2003)

L'expression des comportements d'attachement est différentiée chez l'enfant, chez l'adolescent, chez l'adulte. Pour notre travail, nous retenons les indicateurs des catégories d'attachement chez l'adolescent (Hébert, M., Beaudoin, G ; Brabant M-E. ; 2008)

Modalité 1 : Catégorie « détaché » ou « évitant »

- Font difficilement confiance aux autres
- Tendent à éviter les relations sociales
- Incapables de s'investir entièrement dans une relation, se sentent rejetés, isolés et non appréciés
- Se montre indifférentes en ce qui concerne les expériences relationnelles
- Désengagé émotionnellement en ce qui concerne les expériences relationnelles
- Semble n'avoir qu'un accès limité aux souvenirs
- Offrant un portrait "normalisé" - voire idéalisé - de ses parents
- Se présentent comme indépendantes
- Les événements de l'enfance qui sont remémorés ont fréquemment une connotation de rejet parental

<u>Modalité</u> 2 : Catégorie « préoccupé » ou « ambivalent »

- Privilégient la dépendance aux autres, craignent le rejet
- Très complaisants afin d'être acceptés
- Personnes confuses sur les expériences sociales
- Restitution d'une image incohérente de leur passé du point de vue des expériences sociales
- Ne parvient pas à contenir une colère
- encore très actuelle à l'égard de leurs parents
- Ambivalence qui dénote une dépendance relationnelle

<u>Modalité</u> 3 : Catégorie « secure » ou « autonome »

<u>A l'adolescence et âge adulte</u>

- Stratégies de résolution de conflits plus adéquates et efficaces
- Réfèrent à la figure d'attachement lorsque nécessaire
- Peuvent dépendre de l'autre en cas de nécessité
- Personne qui valorise généralement les relations d'attachement.
- Personne qui se souvient avec assez d'aisance de leurs premières relations parentales
- Personne qui perçoit les expériences, même à composante négative, comme significatives pour elle-même

<u>À l'adolescence</u>

- Idéalisation de la qualité des relations parentales et des expériences antérieures : bonne estime de soi et peu de détresse malgré les difficultés vécues.
- meilleure estime de soi,

- identité personnelle claire,
- moins d'hostilité,
- moins d'anxiété
- moins de désespoir

<u>Modalités</u> 4 : Catégorie « non résolu » ou « apeuré »

<u>A l'adolescence et âge adulte</u>

- Fixation secondaire aux violences à l'enfance ou deuil non résolu
- Présence de désordres post-traumatiques ou dissociatifs (résolution incomplète des conflits et affects négatifs relationnels et traumatiques)
- Baisse du rendement ou performance
- Echec des comportements de résolution de problème
- Echec dans la gestion d'événements stressants
- Difficulté à se concentrer sur une tâche
- Manque d'orientation dans l'environnement (désorienté)
- Intense souffrance et de la colère
- Peur des indices évoquant leur propre détresse
- Peur de l'impuissance
- Souffrance de traumatismes "non résolus"
- Souffrance de mauvais traitements "non résolus". Deuils restés "non résolus"

2.2.2. Variable d'identité 2 : les troubles psychologiques

<u>Modalité</u> 1 : Dépression

Il y a 10 critères, il faut les deux critères majeurs :

- dysphorie
- idées auto-dépréciatives

Ainsi que deux symptômes mineurs :

- comportement agressif
- troubles du sommeil
- baisse du rendement scolaire
- baisse de la sociabilité
- refus ou dégoût de l'école
- l'enfant est fatigué
- modification du poids
- le plus fréquemment : des plaintes somatiques

<u>Modalité</u> 2 : Toxicomanie

- passer d'un produit à plusieurs produits
- hausse de la quantité
- élévation de la fréquence
- passe de l'usage relationnel (en groupe) à individuel
- se droguer seul
- passage à l'acte pour obtenir le produit
- dépendance physique et psychique

<u>Modalité</u> 3 : Troubles de la sexualité

- conduites incestueuses
- grossesse à l'adolescence
- masturbation compulsionnelle (un peu comme les rituels quand ils sont anxieux)
- homosexualité après quinze ans
- transsexualité

<u>Modalité</u> 4 : Troubles de la mentalisation

- crise d'angoisse.
- troubles anxieux
- hypocondrie.
- phobies

- conduites hystériques
- troubles obsessionnels
- inhibition intellectuelle

<u>Modalité</u> 5 : Troubles du sommeil

- insomnies
- somnambulisme
- terreurs nocturnes
- hypersomnies

<u>Modalité</u> 6 : Troubles des conduites

- passage à l'acte
- fugues
- vol
- violences hétéro agressives
- violences auto agressives (automutilations ; tentatives de suicidaires)

<u>Modalité</u> 7 : Troubles des conduites centrées sur le corps

- anorexie : cacher de la nourriture, peur de devenir obèse, perte de poids ; l'hyperactivité physique ou intellectuelle, le désintérêt pour la sexualité ; amaigrissement, l'aménorrhée.
- boulimie : ingestion rapide de grandes quantités de nourriture en peu de temps

2.3. Objectifs de la recherche

Nous avons défini pour la présente étude deux types d'hypothèse :

2.3.1. Objectifs scientifiques

Nous voulons à travers cette étude :

1. Décrire les catégories d'attachement observé chez les mineurs délinquants du BICE au Togo.
2. Décrire les troubles psychologiques observés chez les mineurs du BICE au Togo.
3. Identifier les catégories d'attachement associées aux troubles psychologiques chez les mineurs du BICE au Togo.
4. Estimer l'indice de relation entre les différentes catégories d'attachement et les troubles psychologiques observés chez les mineurs délinquants du BICE au Togo.
5. Identifier les facteurs spécifiques qui expliquent les catégories d'attachement et / ou les troubles psychologiques chez les mineurs délinquants du BICE au Togo.

2.3.2. Objectifs d'application

1. Contribuer à l'amélioration du diagnostic des troubles psychologique chez les enfants auteurs d'infraction ;
2. Contribuer la prise en compte des modalités de relation d'attachement dans le diagnostic des difficultés psychologiques des mineurs auteurs d'infraction ;
3. Suggérer des éléments pouvant orienter la prise en charge psychothérapeutique des enfants auteurs d'infraction ;
4. Permettre l'évaluation de programmes d'intervention et favoriser l'intervention adaptée aux besoins en santé mentale des jeunes en difficulté.

DEUXIÈME PARTIE

MÉTHODOLOGIE

CHAPITRE 3

Procédures de collectes des données

3.1. Source d'informations

3.1.1. Cadre d'étude

3.1.1.1. Bureau International Catholique de l'Enfance Togo

Le Bureau International Catholique de l'Enfance (BICE) est une association de droit français. Il est une organisation internationale non gouvernementale reconnue par le Saint-Siège. Il a été créé en 1948 à l'initiative d'organisation catholique pour venir en aide aux enfants après les bouleversements de la seconde guerre mondiale (charte du BICE).

Historiquement, BICE est installé au Togo depuis 1996. Il intervient sous forme de projet là où les droits de l'enfant sont bafoués. En ce sens, il travaille sur un projet de prise en charge des filles portefaix au Grand Marché de Lomé depuis 1996. Il intervient auprès des enfants privés de liberté(EPL) à Lomé depuis 1997.

Le BICE a pour objet la croissance intégrale de tous les enfants dans une perspective chrétienne et plaide pour l'humanisation de leur sort. Il s'occupe en particulier des plus démunis. BICE s'engage pour promouvoir la dignité de tous les enfants et faire appliquer leurs droits fondamentaux. L'intérêt supérieur de l'enfant est au cœur de l'engagement de BICE.

La charte met en exergue des valeurs cardinales : croire en l'enfant, c'est-à-dire affirmer que l'enfant a des droits, favoriser le « dynamisme de vie propre » à chaque enfant, veiller au développement de l'enfant dans toutes ses dimensions (protection, soins, instruction, alimentation) ; mobiliser les compétences pour que tous les enfants vivent dignement. Il consiste là à s'engager « sur le terrain » auprès des enfants en difficulté ; de stimuler la réflexion et la recherche sur l'enfant ; d'agir avec les enfants auprès des sociétés civiles, des gouvernements, des instances internationales.

BICE Togo n'a pas un accord avec l'Etat Togo. Il relève directement de la délégation BICE pour l'Afrique qui est située en Allemagne. Le coordonnateur BICE Togo est le premier responsable national. BICE Togo comprend :

- Le coordonnateur.
- Un secrétariat.
- Un coordonnateur Adjoint/assistant de recherche.
- Un comptable.
- Un assistant juridique.
- Un chargé de projet en milieu urbain Lomé.
- Un chargé de projet en milieu rural Avoutokpa.
- Une responsable du centre de stabilisation Avoutokpa.
- Un chargé de projet EPL Lomé.
- Un conducteur et un gardien.

3.1.1.1.1. Activités

Politique et juridique

Les actions consistent en des plaidoyers, des sensibilisations à l'endroit des décideurs ; au plan juridique, le BICE mène des activités pour le renforcement et la mise en œuvre du cadre législatif propice pour l'enfant.

Société civile

Les actions consistent en la mobilisation des acteurs de la société pour l'éveil de la conscience des différentes communautés. BICE outille les partenaires sociaux pour contrôler et multiplier les actions avec les communautés par la mise en place de comités locaux, de cadres de concertation avec les ONG pour œuvrer contre l'exploitation sexuelle. BICE travaille avec les médias afin de véhiculer l'information pour éveiller les consciences à travers des émissions.

Les projets d'intervention qui matérialisent l'engagement de BICE auprès des enfants en difficulté

- « Le projet d'appui à la mise en œuvre de bonnes pratiques pour la protection des enfants en conflit avec la loi au Togo »

L'objectif de ce projet est :

« Les conditions de protection et de promotion des droits des enfants en conflits avec la loi sont améliorées grâce aux changements durables acquis à travers le renforcement des capacités des acteurs, la consolidation des synergies entre les acteurs de la société civile et l'appui à l'amélioration des conditions de détention, l'assistance judiciaire et la réinsertion de l'enfant ». Les activités sont menées à trois niveaux :

- Les prisons de la cours d'appel de Lomé.
- La brigade pour mineurs à Lomé
- Les tribunaux à l'intérieur du Togo

Hors de Lomé la capitale, il y a Tsévié ; Aného ; Kpalimé ; Vogan ; Tabligbo ; Notshè ; Atakpamé ; Badou qui sont visitées par l'équipe d'EPL.

- « Le projet intégré de protection et de promotion des droits fondamentaux des enfants notamment des filles en situation d'extrême pauvreté et/ou victimes d'exploitation au Togo »

L'objectif de ce projet est :

« Statut et perspectives d'avenir des enfants notamment des filles en situation d'extrême pauvreté et ou victimes d'exploitation sont améliorés grâce au changement durable acquis à travers le renforcement de leur capacité, la promotion de leur statut social et la défense de leurs droits fondamentaux ».

Ce projet est sous la responsabilité du coordonnateur de BICE avec un chargé de projet en milieu urbain à Lomé et un chargé de projet en milieu rural à Avoutokpa.

Les activités en milieu urbain

- La prévention.
- Le retrait hors des sites de risque

Les activités en milieu rural à Avoutokpa

- L'action communautaire
- Le centre de stabilisation des filles victimes d'abus et d'exploitation sexuelles (VAES).

3.1.2. Population cible

Notre population cible concerne tous les mineurs auteurs d'infraction au Togo.

3.1.3. Population d'étude

La présente étude prend en compte les mineurs auteurs d'infraction en suivi par le BICE de la période du 12 novembre 2007 au 12 décembre 2008.

- Critères d'inclusion

La présente étude porte sur les mineurs de BICE ayant l'âge compris entre 11 et 18 ans et pris en charge dans le projet Enfant Privés de Liberté(EPL) de BICE durant la période du 12 novembre 2007 à 12 décembre 2008.

- Critère de non inclusion

Tous les mineurs de BICE ne répondant pas aux critères d'inclusion de notre population d'étude.

3.1.4. Echantillon

Pour établir notre échantillon, nous avons utilisé la méthode ad hoc c'est-à-dire de tout venant en nous basant sur nos critères d'inclusion et d'exclusion. Nous avons pu alors obtenir un échantillon de cinquante sept mineurs suivis par le BICE au Togo. Ainsi, les caractéristiques de notre échantillon nous donnent les tableaux suivants :

Tableau I : Répartition des mineurs délinquants suivant l'âge

Tranches d'âge	**Fréquence**	**Pourcentage (%)**
11 à 13 ans	9	15,79
14 à 16 ans	**18**	**31,58**
17 à 18 ans	**30**	**52,63**
Total	57	100

La tranche d'âge 14 - 18 ans est la plus représentée dans notre échantillon (84,21 %) avec une prédominance de 17- 18 ans (52,63 %).

Tableau II : Répartition des mineurs délinquants suivant le sexe

Sexe	Fréquence	Pourcentage (%)
Masculin	39	68,42
Féminin	18	31,58
Total	57	100

On note une prédominance masculine 39 garçons (68,42 %) pour 18 filles (31,58 %) avec un sex-ratio (Masculin/Féminin) de 2,2.

Tableau III : Répartition des mineurs délinquants suivant le niveau d'instruction

Niveaux d'instruction	Fréquence	Pourcentage (%)
Primaire	26	45,61
Secondaire	31	54,39
Total	57	100

Les niveaux d'instruction secondaire (54,39 %) et primaire (45,61 %) représentent notre échantillon.

Tableau IV : Répartition des mineurs délinquants selon le rang dans la fratrie utérine

Rang dans la fratrie utérine	Fréquence	Pourcentage (%)
Premier	**33**	**57,89**
Deuxième	**20**	**35,09**
Troisième	**2**	**3,51**
Quatrième plus	**2**	**3,51**
Total	**57**	**100**

Le premier rang dans la fratrie est le plus représenté dans notre échantillon (**57,89 %**) suivi du second rang dans la fratrie (**35,09 %**).

Tableau V : Répartition des mineurs délinquants selon la taille de la fratrie utérine

Taille de la fratrie utérine	Fréquence	Pourcentage (%)
Enfant unique	35	61,40
Deux à cinq enfants	15	26,32
Plus de cinq enfants	7	12,28
Total	57	100

Les mineurs délinquants de notre échantillon sont en majorité des enfants uniques. Ils représentent la proportion la plus prépondérante soit (61,40 %).

Tableau VI : Répartition des mineurs délinquants selon le lieu de résidence de leurs parents

Résidence des parents	Fréquence	Pourcentage(%)
Lomé	33	57,89
Milieu urbain autre que Lomé	15	26,32
Milieu rural	5	8,77
Etranger	2	3,51
Inconnu	2	3,51
Total	57	100

La résidence des parents est située dans la ville à Lomé (57,89 %) et dans les villes autres que Lomé (26,32 %).

Tableau VII : Répartition des mineurs délinquants selon la situation des parents

Situation des parents	Fréquence	Pourcentage (%)
Parents tous décédés	7	12,28
Parents séparés	27	47,37
Parents géniteurs vivant ensemble	20	35,09
Père décédé	3	5,26
Total	57	100

Les parents séparés sont les plus représentés dans notre échantillon soit 47,37 %. Puis ils sont secondés par les parents vivant ensemble soit 35,09 %.

3.2. MÉTHODES DE COLLECTES DES DONNÉES

Étant donné que l'objectif de notre collecte des données est de recueillir des informations sur des sujets, nous avons utilisé des techniques de la méthode d'enquête notamment l'entretien psychologique, l'observation.

3.2.1. Entretien psychologique

L'entretien psychologique demeure commun au psychiatre et au psychologue clinicien, soit avant un examen médical pour préparer une personne, soit après un examen médical pour le compléter soit sans examen strictement médical dans certains cadres institutionnels non médicaux (problème scolaire, orientation etc.…) où des difficultés pathologiques peuvent cependant être détectées. « L'entretien psychologique, nous ne le répéterons jamais assez, ne doit surtout pas être considéré dans sa conduite, dans sa forme comme dans son but comme un examen médical, mais il ne peut constituer non plus pour le médecin une façon très tentante de s'esquiver et d'aliéner une partie de ses responsabilités ; il lui est possible de les partager afin de les assumer sur la base d'un éventail plus large, non de s'en dessaisir » (Bergeret, J.1976).

Dans le cadre de l'entretien psychologique, l'interviewé se place d'emblée en sujet actif organisateur de son propre mode de communication avec le psychologue, ce dernier étant vécu comme « receveur » et comme « témoin »

- Première partie de l'entretien

Loin d'être un interrogatoire, l'entretien est une écoute. Le sujet doit être placé, le plus possible, à l'aise. Les conditions matérielles (temps, lieu, distance, argent), affectives (disponibilité, authenticité, empathie) revêtent une importance extrême. La durée peut aller de quelques minutes (quitte à répéter les entretiens quand l'angoisse est trop marquée et semble insurmontable) à une heure mais il ne convient jamais de dépasser cette limite. Le patient doit disposer de la liberté d'organiser spontanément son mode d'expression relationnelle (fusionnelle, anaclitique, triangulaire), son type d'angoisse (de morcellement, de perte d'objet ou de castration), son modèle interne de relation (d'attachement) à soi et aux autres.

On ne saurait oublier pour le psychologue de bien remarquer le mode d'expression verbale, le niveau d'évolution affective, le degré d'adaptation aux réalités, la densité du discours, la souplesse ou la rigidité de l'attitude, le climat plus ou moins érotique du dialogue, la mimique, l'autonomie, le détachement, l'ambivalence, la confusion. La façon dont ces remarques sont recueillies et vécues par le psychologue lui-même nécessite de sa part un réexamen personnel et intérieur dans un deuxième temps comportant un recul nécessaire à l'écoute de ses propres sentiments en face de l'autre, c'est-à-dire son propre contre-transfert. On notera, dans les mêmes conditions, le débit verbal de l'interviewé, le ton, les prises de distances dans le discours (silences, repos, rejets, coups d'arrêt des échanges), le besoin d'isoler l'interlocuteur, de le maîtriser, de le neutraliser (certains parlent sans cesse pour fuir le dialogue) ; la façon de négocier l'angoisse, ou l'agressivité, les possibilités d'identification, les inhibitions (intellectuelles ou affectives), les facultés défensives ou adaptatives dans une situation nouvelle et imprévue, les facilités d'évocation et d'élaboration des souvenirs, de mode fonctionnement mental (fantasmes, rêves, comportements, réticences et projections), les conflits et les défenses mises en œuvre à leur encontre. On recherchera comment s'établit le mode de cloisonnement entre conscient, inconscient et représentations fantasmatiques ; on resituera le symptôme au niveau du somatique.

- Deuxième partie de l'entretien

Cette partie concerne ce qui n'a pas été dit spontanément et qu'il nous faut savoir cependant, sans toute fois soumettre le sujet « à la question » par une technique plus ou moins inspirée du classique « interrogatoire » toujours ressenti comme accusateur et policier, ce qui ne peut aider même un masochiste.

L'entretien est donc « l'ensemble de l'investigation psychologique par un dialogue direct au sens très large du terme, et non pas obligatoirement une seule séance de face à face. Il est parfois souhaitable et même indispensable de multiplier les séances de dialogue, sans que cela prenne non plus une allure de psychothérapie en centrant à cette fin des zones d'intérêt sur des points précis et non sur un point hasardeux » (Bergeret, J. 1976). Il y a lieu parfois de relancer certains sujets puis de les laisser parler seul si possible. L'entretien psychologique s'articule autour d'un certain nombre de points à savoir : Les antécédents personnels du sujet, les parents (père et mère du sujet), la fratrie, le conjoint éventuel, les enfants (leur nombre, âge, sexe…), la santé actuelle du sujet, la pré génitalité du sujet, la génitalité du sujet, l'onirisme, les rapports sociaux.

- La fin de l'entretien

Un entretien psychologique ne peut en vérité avoir de « fin » ; même si le psychologue ne doit jamais revoir le sujet par la suite, l'entretien ne peut que rester ouvert.

Quant à la question des notes résumant et matérialisant (tant bien que mal) l'entretien, leur volume et leur mode de rédaction dépend essentiellement de la personnalité du psychologue et du genre de cas présenté par le sujet. Il est toutefois utile de savoir que prendre le minimum de notes devant le sujet et le maximum après son départ constitue la pratique la plus sage autant pour éviter trop d'angoisse au sujet que pour assurer une meilleure synthèse de son problème du côté du psychologue.

3.2.2. Observation

L'observation est une méthode qui permet au chercheur d'avoir des informations sur les comportements, les attitudes, en dehors de toute intervention, c'est-à-dire dans les mêmes conditions (Matalon, B. 1998).

L'observation est la constatation des phénomènes tels qu'ils se produisent sans l'intention de les modifier. L'observation peut être spontanée (sans aucune manipulation de l'observateur). Elle peut être aussi invoquée. Dans ce cas l'observateur applique une stimulation et observe ce qui se passe, sans intension de la modifier. L'observation complète les dits et les non-dits et porte sur les données objectives. D'après Etien, A.V. (2004), on note deux types d'observations : l'observation occasionnelle ou libre, et l'observation organisée ou systématique.

L'observation occasionnelle ou libre consiste pour le chercheur à noter les comportements ou les évènements qui se présentent à lui. L'avantage ici pourrait être lié au fait qu'on pourrait observer des comportements auxquels on ne s'attend pas. La difficulté majeure est qu'elle n'est pas standardisée.

L'observation organisée ou systématique, quant à elle, permet de lister des comportements qui répondent aux préoccupations du chercheur. Elle a pour avantage de placer les individus dans les mêmes situations. Sa faiblesse est en rapport avec le fait que l'on pourrait ignorer des aspects qui peuvent être utiles pour la recherche. En référence aux avantages et inconvénients des deux types d'observations, nous opérons (quand bien même que nous ne pourrons pas éviter l'utilisation de l'observation libre) pour le choix de l'observation organisée.

3.3. INSTRUMENTS DE COLLECTES DES DONNÉES

Nous avons utilisé un guide d'entretien semi directif que nous avons appliqué à tous les sujets enquêtés afin de recueillir les données dont nous avons besoin. Ce guide d'entretien est complété par une grille d'observation.

L'exploration des modèles internes d'attachement du mineur délinquant dans le guide d'entretien semi directif et la grille d'observation s'inspire de l'Adult Attachment Interview (AAI), de Mary(1984) Main. Le AAI se focalise sur l'état d'esprit actuel de la personne à l'égard de ses expériences relationnelles durant son enfance. L'interview explore les souvenirs et surtout l'évaluation que l'adulte en donne, actuellement. Pour cela, il lui est proposé de décrire ses relations avec les figures parentales, aussi loin que porte sa mémoire. Il lui est également demandé d'envisager quelle pourrait être l'influence de ces expériences sur sa vie, ainsi que de décrire ses attitudes envers ses proches dans sa famille actuelle. L'encodage de l'interview - c'est là ce qui fait sa force - ne prend pas uniquement en compte le contenu du discours (qui ne permettrait que d'approcher l'aspect déclaratif des modèles internes), mais également les qualités intrinsèques du narratif, telles que sa cohérence, l'irruption de colère mal contenue, le blocage du souvenir. Mary Main propose quatre patterns (ou modèles) définissant l'état d'esprit de la personne à l'égard des relations d'attachement :

- Le modèle "détaché" (dismissive of early attachments): ce modèle décrit des personnes qui veulent se montrer indifférentes, désengagées émotionnellement en ce qui concerne les expériences relationnelles ; elles semblent n'avoir qu'un accès limité aux souvenirs ; elles se présentent comme indépendantes, tout en offrant un portrait "normalisé" - voire idéalisé - de leurs parents ; les événements de l'enfance qui sont remémorés ont fréquemment une connotation de rejet parental.

- Le modèle “autonome” (autonomous-secure) décrit des personnes qui se souviennent avec assez d’aisance de leurs premières relations et qui perçoivent ces expériences, même lorsqu’elles ont une composante négative, comme significatives pour elles-mêmes ; ces personnes valorisent généralement les relations d’attachement.
- Le modèle “préoccupé” (preoccupied with early attachments): ce modèle décrit des personnes plutôt confuses, restituant une image incohérente de leur passé du point de vue des expériences sociales ; il arrive qu’elles ne parviennent pas à contenir une colère encore très actuelle à l’égard de leurs parents, et ceci parfois dans un climat d’ambivalence qui dénote une dépendance relationnelle.
- Le modèle “désorganisé” (unresolved-disorganized) caractérise des personnes ayant souffert de traumatismes, de mauvais traitements ou de deuils restés “non résolus"; en d’autres termes, ces personnes ne sont pas parvenues à une élaboration mentale qui aurait permis de reprendre une certaine distance émotionnelle à l’égard de ces événements.

3.4. DÉROULEMENT DE L’ENQUÊTE

Une phase de pré-enquête sera faite auprès 15 mineurs auteurs d’infraction suivis par le projet pour voir les difficultés de mise en œuvre et la pertinence des outils. Puis nous passons à la phase des collectes des données auprès de notre population d’étude au sein de l’institution.

Pour garantir l’usage de bonnes pratiques éthiques dans toute la phase de l’enquête, nous mettrons l’accent sur la protection de la vie privée de l’adolescent et la confidentialité de tout ce qui est énoncé pour que la vie de l’adolescent ne soit pas sous la curiosité des intervenants pénitentiaires. Les cas de souffrances psychologiques graves détectés qui nécessitent une prise en charge psychosociale devront être traités avec l'institution et le tribunal pour enfant. Et ce, pour une meilleure prise en charge. C'est le moyen de faire connaître le professionnel de psychologie de la santé afin de susciter des bons itinéraires thérapeutiques et de rompre les essais psychologiques sur cette délicate période de développement qu'est l'adolescence.

CHAPITRE 4

Procédures d'analyse des données

Nous exposons dans ce chapitre la méthode d'analyse utilisée dans la présente étude. On peut regrouper les méthodes d'analyse des données en deux grandes catégories : les méthodes qualitatives et les méthodes quantitatives.

4.1. MÉTHODES QUALITATIVES

Les méthodes qualitatives ont recours à des indicateurs non fréquentiels susceptibles d'autoriser les inférences. Selon Bardin, L. (1988) « l'inférence, chaque fois qu'elle est faite, est fondée sur la présence d'un indice (thème, mot, personnage,…) et non sur la fréquence de son apparition dans chaque communication individuelle ». L'analyse qualitative permet de cerner les individualités. Les messages provenant de l'émetteur sont irréductibles à la normalisation dans le cas par exemple d'un entretien non-directif qui se présente comme un tout, un système structuré selon les lois qui lui sont propres, donc analysable en lui-même et incomparable. Ces méthodes qualitatives sont :

- L'analyse fonctionnelle utilisée surtout en anthropologie où chaque élément a sa fonction à jouer.
- L'analyse systémique, plus complexe comparée à l'analyse expérimentale où plusieurs stimuli deve-

nant facteurs agissent en système dans une situation donnée.

- L'analyse de contenu opposée à l'analyse des éléments manifestes. Parmi les méthodes qualitatives, l'analyse de contenu, en tant que méthode libre, nous a intéressé parce qu'elle est la plus adaptée.

4.2. Description de la méthode l'analyse de contenu

Selon Mucchielli, R. (1984), l'analyse de contenu est l'ensemble des méthodes de recherches des données qui se trouvent dans une communication ou un document. Elle essaie de dégager le sens de ce qui est présenté, de formuler et de classer tout ce qui y est contenu. Les différentes phases de l'analyse de contenu sont dans l'ordre chronologique la pré analyse, l'exploitation du matériel, le traitement des résultats, l'inférence et l'interprétation.

C'est une méthode qui se veut capable d'effectuer l'exploitation totale et objective des données informationnelles. Dès son origine, l'analyse de contenu a pour souci premier d'éviter le recours à l'intuition, aux impressions personnelles et d'éliminer toute subjectivité. C'est donc une méthode qui est objective, exhaustive, méthodique et quantitative. Selon la classification de Mucchielli (op.cit), il y a trois types de méthodes d'analyse de contenu :

- Les méthodes logico-sémantiques
- Les méthodes logico-esthétiques formelles
- Les méthodes d'analyse sémantique et structurale.

4.2.1. Méthodes logico sémantiques

Ces méthodes ne recherchent pas la structure formelle d'un texte c'est-à-dire son organisation logico esthétique. Elles s'en tiennent exclusivement au contenu manifeste. Elles ne considèrent que ce qui est directement accessible. Ces méthodes s'appliquent aux analyses de texte et permettent surtout de regrouper les informations par catégories.

4.2.2. Méthodes logico esthétiques et formelles

Ces méthodes cherchent à révéler par l'analyse du texte une caractéristique formelle typique de l'auteur ou du genre du texte. Elles portent sur la parole car la parole prend en considération celui qui parle ou écrit dans son style, son idéologie, ses attitudes, son vocabulaire, ses intentions, sa personnalité. Ces méthodes permettent de faire une analyse psycholinguistique en étudiant le langage d'un individu et / ou une analyse sociolinguistique en étudiant le langage d'un groupe socioculturel ou autre.

4.2.3. Méthodes d'analyse sémantique et structurale

La différence essentielle entre les présentes méthodes et celles définies précédemment consiste en ceci qu'elles cherchent à dépasser le contenu manifeste et à atteindre par une analyse de second degré un sens implicite non immédiatement donné à la lecture. Plusieurs pistes permettent de rester dans le contenu manifeste tout en allant plus loin que le sens immédiat, explicite. Il s'agit notamment de la recherche de la structure des significations, des analyses thématiques et sémiques puis de l'analyse sémantique et conceptuelle.

4.3. MÉTHODES QUANTITATIVES : LES STATISTIQUES

Il s'agit de l'ensemble des méthodes par lesquelles on exprime les données dans un langage quantitatif ou sous une forme numérique. Le langage quantitatif impose l'utilisation des instruments appropriés permettant de mesurer, d'ordonner, de compter, de classer. Généralement, pour un raffinement d'analyse quantitative, on utilise les mathématiques et les statistiques.

Ainsi, dans le cadre de notre étude, nous avons procédé à des analyses quantitatives pour estimer les pourcentages et les indices de relation existant entre les différentes variables. Nous avons à cet effet utilisé le coefficient de contingence

C pour estimer le degré de relation ou de corrélation entre nos différentes variables. Ce coefficient varie entre 0 et 1. La formule de C est la suivante :

$$C = \sqrt{\frac{X^2}{X^2 + n}}$$

Avec n = le total général de toutes les entrées du tableau

$$\chi^2_{(\gamma-1)\,(\&-1)} = \sum \frac{(ni - ni')^2}{ni'}$$

ddl = (nombre de lignes (γ) – 1) (nombre de colonnes (&) – 1)

ni' = effectif en ligne multiplié par l'effectif en colonne ; le tout divisé par l'effectif total.

À cette formule de χ^2, il faut ajouter la correction de Yates lorsque ni' > 5. Cette correction stipule que lorsque les effectifs théoriques ou les références sont faibles, par exemple <10, on commet une erreur dans le calcul du Khi-deux. Dans ce cas, au lieu d'utiliser la formule $\frac{(ni - ni')^2}{ni'}$ on utilise, en intégrant la correction de Yates, la formule ci-après :

$$\frac{(/ni - ni'/- 0{,}5)^2}{ni'}$$

Les résultats des coefficients de contingence ont été lus au seuil 0,05 noté α.05 de la table de Bravais-Pearson. Pour se faire, nous avons dû procéder à une correction approximative de la valeur de C par la formule :

$C_{corrigé} = C_{calculé}/C_{max}$ avec $C_{max} = \sqrt{(s-1)/s}$ et s=nombre de catégorie.

Le seuil α = 0,05 signifie qu'il y a 5 % de chance que la différence observée soit due au hasard.

4.4. Méthode d'analyse de données utilisées

Nous adoptons l'analyse de contenu, de préférence sa technique logico sémantique, car les informations recueillies auprès des mineurs de BICE que nous exploitons sont sous forme de texte issu d'un entretien semi-directif. Cette technique nous permet de faire une analyse thématique de chaque cas en prenant appui sur le guide d'entretien psychologique, la grille d'observation.

L'analyse de contenu va déboucher sur l'analyse de fréquence et de ce fait l'utilisation de la méthode quantitative surtout des statistiques simples et appariées s'avère nécessaire.

4.5. Difficultés et contraintes

Notre étude s'est déroulée dans des conditions qui n'étaient pas toujours favorables. Nous avons été confrontés aux difficultés que nous souhaitons être considérées dans l'appréciation de ce travail. Ces difficultés portent sur les points ci- après :

- Le manque de local pour les entretiens.
- La contrainte que représente l'entretien avec tous des adolescents.
- Nous aurions voulu que tous les parents des mineurs soient touchés mais nous sommes avec une population dont les familles sont disloquées.
- Nous ne parlons pas la langue de nos enquêtés.
- Les enfants ont quelques difficultés de compréhension de la langue française. La traduction en vernaculaire ne donne pas le vrai sens de la question que l'on voulait normalement poser.
- L'influence et le biais d'un traducteur en langue
- Nous ne connaissons pas la ville de Lomé et ses us et coutumes.
- Enfin, nous sommes confrontés aussi à la rareté des documents traitant des aspects psychologiques et les catégories d'attachement.

TROISIÈME PARTIE

PRÉSENTATION DES RÉSULTATS, INTERPRÉTATION ET DISCUSSIONS

CHAPITRE 5

Présentation des résultats

Notre étude a porté sur un échantillon de 57 mineurs délinquants suivis par le BICE au Togo. Voici les résultats auxquels nous sommes parvenus.

5.1. Catégories d'attachement

L'observation du tableau VIII met en évidence la répartition des mineurs délinquants suivant les catégories d'attachement ou les modes internes de relation à soi et aux autres.

Tableau VIII : Répartition des mineurs délinquants suivant les catégories d'attachement

Catégories d'attachement	Fréquence	Pourcentage (%)
Insecure apeuré / désorienté-désorganisé	37	64,91
Insecure détaché / évitant	13	22,81
Insecure préoccupé / ambivalent	7	12,28
Total	57	100

Ainsi 64,91 % des mineurs délinquants ont un attachement insecure apeuré ou désorienté-désorganisé.

22,81 % de mineurs délinquants ont un attachement insecure détaché ou évitant. Il n'y a pas de catégorie d'attachement secure ou autonome dans notre échantillon de mineurs délinquants au Togo.

5.2. TROUBLES PSYCHOLOGIQUES

5.2.1. La dépression

L'observation du tableau IX met en évidence la répartition des mineurs délinquants suivant les catégories d'attachement et l'épisode dépressif majeur.

5.2.1.1. Episode dépressif majeur

Tableau IX : Répartition des mineurs selon les catégories d'attachement et épisode dépressif majeur

Episode dépressif majeur / **Catégories d'attachement**	**Oui**	**Non**	**Total**
Insecure apeuré /désorienté-désorganisé	10 (17,54 %)	27 (47,37 %)	37 (64,91 %)
Insecure préoccupé / ambivalent	6 (10,53 %)	1 (1,75 %)	7 (12,28 %)
Insecure détaché / évitant	3 (5,26 %)	10 (17,54 %)	13 (22,81 %)
Total	19 (33,33 %)	38 (66,67 %)	57 (100 %)
X^2 = 7,095 C = 0,332 ddl = 2 D.S (S = 0,05)			

Le présent tableau montre un pourcentage élevé (17,54 %) d'épisode dépressif majeur chez les mineurs délinquants de catégorie d'attachement insécure apeuré ou désorienté-désorganisé contre un pourcentage faible (5,26 %) chez les mineurs délinquants de catégorie d'attachement insécure détaché ou évitant.

Le C = 0,332. Il existe une faible relation entre le trouble Episode dépressif et les catégories d'attachement chez les mineurs délinquants suivis par le BICE au Togo.

5.2.1.2. Les risques suicidaires

L'observation du tableau X met en évidence la répartition des mineurs délinquants suivant les catégories d'attachement et les risques suicidaires.

Tableau X : Répartition des mineurs selon les catégories d'attachement et les risques suicidaires

Les risques suicidaires / Catégories d'attachement	**Oui**	**Non**	**Total**
Insecure détaché / évitant	6 (10,53 %)	7 (12,28 %)	13 (22,81 %)
Insecure préoccupé / ambivalent	4 (7,02 %)	3 (5,26 %)	7 (12,28 %)
Insecure apeuré / désorienté- désorganisé	12 (21,05 %)	25 (43,86 %)	37 (64,91 %)
Total	22 (38,60 %)	35 (61,40 %)	57 (100 %)
X^2 = 0,821 C = 0,119 ddl = 2 DNS (S = 0,05)			

Ce tableau montre un pourcentage moyennement élevé (21,05 %) de risque suicidaire chez les mineurs délinquants de catégorie d'attachement insécure apeuré ou désorienté-désorganisé contre un pourcentage faible (7,02 %) chez les mineurs délinquants de catégorie d'attachement insécure préoccupé ou ambivalent.

Le C = 0,119. Il existe une faible relation mais non significative au plan statistiques entre les risques suicidaires et les catégories d'attachement chez les mineurs délinquants suivis par le BICE au Togo.

5.2.2. Les troubles anxieux

5.2.2.1. Le trouble panique

Le tableau XI met en évidence la répartition des mineurs délinquants suivant les catégories d'attachement et le trouble panique.

Tableau XI : Répartition des mineurs selon les catégories d'attachement et le trouble panique.

Trouble panique / Catégories d'attachement	Oui	Non	Total
Insecure apeuré / désorienté-désorganisé	28 (49, 12 %)	9 (15, 79 %)	37 (64, 91 %)
Insecure détaché / évitant	9 (15,79 %)	4 (7,02 %)	13 (22,81 %)
Insecure préoccupé / ambivalent	1 (1,75 %)	6 (10,53 %)	7 (12,28 %)
Total	38 (66, 66 %)	19 (33, 34 %)	57 (100 %)
X^2 = 7,432 C = 0,339 ddl = 2 DS (S = 0.05)			

Le présent tableau montre un pourcentage élevé (49,12 %) de trouble panique chez les mineurs délinquants de catégorie d'attachement insécure apeuré ou désorienté-désorganisé contre un pourcentage très faible (1,75 %) chez les mineurs délinquants de catégorie d'attachement insécure préoccupé ou ambivalent.

Le C=0,339. Il existe une faible relation entre le trouble panique et les catégories d'attachement chez les mineurs délinquants suivis par le BICE au Togo.

5.2.2.2. La phobie sociale

Le tableau XII met en évidence la répartition des mineurs délinquants suivant les catégories d'attachement et la phobie sociale.

Tableau XII : Répartition des mineurs selon les catégories d'attachement et la phobie sociale.

Phobie sociale / Catégories d'attachement	Oui	Non	Total
Insecure apeuré /désorienté – désorganisé	33 (57,89 %)	4 (7,02 %)	37 (64, 91 %)
Insecure détaché /évitant	9 (15,79 %)	4 (7,02 %)	13 (22,81 %)
Insecure préoccupé / ambivalent	2 (3,51 %)	5 (8,77 %)	7 (12,28 %)
Total	44 (77,19 %)	13 (22,81 %)	57 (100 %)
X^2 = 9,347 C = 0,375 ddl = 2 DS (S = 0,05)			

Le présent tableau montre un pourcentage élevé (57,89 %) de phobie sociale chez les mineurs délinquants de catégorie d'attachement insécure apeuré ou désorienté-désorganisé contre un pourcentage très faible (3,51 %) chez les mineurs délinquants de catégorie d'attachement insécure préoccupé ou ambivalent.

Le C = 0,375. Il existe une faible relation entre la phobie sociale et les catégories d'attachement chez les mineurs délinquants suivis par le BICE au Togo.

5.2.2.3. Le trouble de stress post traumatique (TSPT)

Le tableau XIII met en évidence la répartition des mineurs délinquants suivant les catégories d'attachement et le trouble de stress post traumatique(TSPT).

Tableau XIII : Répartition des mineurs selon les catégories d'attachement et le trouble de stress post traumatique (TSPT)

TSPT / Catégories d'attachement	Oui	Non	Total
Insecure apeuré / désorienté-désorganisé	25 (43,86 %)	12 (21,05 %)	37 (64,91 %)
Insecure détaché / évitant	2 (3,51 %)	11 (19,30 %)	13 (22,81 %)
Insecure préoccupé / ambivalent	3 (5,26 %)	4 (7,02 %)	7 (12,28 %)
Total	30 (52,63 %)	27 (47,67 %)	57 (100 %)
X^2 = 8,575 C = 0,361 ddl = 2 DS (S = 0,05)			

Le présent tableau montre un pourcentage élevé (43,86 %) de trouble de stress post traumatique chez les mineurs délinquants de catégorie d'attachement insécure apeuré ou désorienté-désorganisé contre un pourcentage très faible (3,51 %) chez les mineurs délinquants de catégorie d'attachement insécure détaché ou évitant.

Le C = 0,361.Il existe une faible relation entre le trouble de stress post traumatique(TSPT) et les catégories d'attachement chez les mineurs délinquants suivis par le BICE au Togo.

5.2.2.4. Les stress familiaux

Le tableau XIV met en évidence la répartition des mineurs délinquants suivant les catégories d'attachement et les stress familiaux.

<u>Tableau XIV</u> : Répartition des mineurs selon les catégories d'attachement et les stress familiaux

Stress familiaux / Catégories d'attachement	Oui	Non	Total
Insecure apeuré / désorienté-désorganisé	35 (61,40 %)	2 (3,51 %)	37 (64,91 %)
Insecure détaché / évitant	10 (17,54 %)	3 (5,26 %)	13 (22,81 %)
Insecure préoccupé / ambivalent	2 (3,51 %)	5 (8,77 %)	7 (12,28 %)
Total	47 (82,46 %)	10 (17,54 %)	57 (100 %)
X^2 = 12,668 C = 0,426 ddl = 2 DS (S = 0,05)			

Le présent tableau montre un pourcentage élevé (61,40 %) de stress familiaux chez les mineurs délinquants de catégorie d'attachement insécure apeuré ou désorienté-désorganisé contre un pourcentage très faible (3,51 %) chez les mineurs délinquants de catégorie d'attachement insécure préoccupé ou ambivalent.

Le C= 0,426. Il existe une faible relation entre les stress familiaux et les catégories d'attachement chez les mineurs délinquants suivis par le BICE au Togo.

5.2.2.5. L'angoisse généralisée

Le tableau XV met en évidence la répartition des mineurs délinquants suivant les catégories d'attachement et l'angoisse généralisée.

Tableau XV : Répartition des mineurs selon les catégories d'attachement et l'angoisse généralisée

Catégories d'attachement \ Angoisse généralisée	Oui	Non	Total
Insecure apeuré / désorienté-désorganisé	27 (47,37 %)	10 (17,54 %)	37 (64,91 %)
Insecure détaché / évitant	12 (21,05 %)	1 (1,75 %)	13 (22,81 %)
Insecure préoccupé / ambivalent	2 (3,51 %)	5 (8,77 %)	7 (12,28 %)
Total	41 (71,93 %)	16 (28,07 %)	57 (100 %)
X^2 = 6,308 C = 0,315 ddl = 2 DS (S = 0,05)			

Le présent tableau montre un pourcentage élevé (47,37 %) de l'angoisse généralisée chez les mineurs délinquants de catégorie d'attachement insécure apeuré ou désorienté-désorganisé contre un pourcentage très faible (3,51 %) chez les mineurs délinquants de catégorie d'attachement insécure préoccupé ou ambivalent.

Le C = 0,315. Il existe une faible relation entre l'angoisse généralisée et les catégories d'attachement chez les mineurs délinquants suivis par le BICE au Togo.

5.2.3. Le trouble déficit de l'attention avec hyperactivité (TDAH)

Le tableau XVI met en évidence la répartition des mineurs délinquants suivant les catégories d'attachement et le trouble déficit de l'attention avec l'hyperactivité (TDAH).

Tableau XVI : Répartition des mineurs selon les catégories d'attachement et le trouble déficit de l'attention avec hyperactivité (TDAH)

TDAH / Catégories d'attachement	Oui	Non	Total
Insecure apeuré / désorienté-désorganisé	32 56,14 %	5 8,77 %	37 64,91 %
Insecure détaché / évitant	10 17,54 %	3 5,26 %	13 22,81 %
Insecure préoccupé/ ambivalent	1 1,75 %	6 10,53 %	7 12,28 %
Total	43 75,44 %	14 24,56 %	57 100 %
X^2 = 13,573 C = 0,438 ddl = 2 DS (S = 0,05)			

Le présent tableau montre un pourcentage élevé (56,14 %) de trouble déficit d'attention hyperactivité chez les mineurs délinquants de catégorie d'attachement insécure apeuré ou désorienté-désorganisé contre un pourcentage très faible (1,75 %) chez les mineurs délinquants de catégorie d'attachement insécure préoccupé ou ambivalent.

Le C = 0,438. Il existe une faible relation entre le trouble de déficit d'attention avec hyperactivité et les catégories d'attachement chez les mineurs délinquants suivis par le BICE au Togo.

5.2.4. L'addiction aux substances psychoactives

Le tableau XVII met en évidence la répartition des mineurs délinquants suivant les catégories d'attachement et l'addiction aux substances psychoactives.

Tableau XVII : Répartition des mineurs selon les catégories d'attachement et l'addiction aux substances psychoactives

Addiction aux substances psychoactives / Catégories d'attachement	Oui	Non	Total
Insecure apeuré / désorienté-désorganisé	5 (8,77 %)	32 (56,14 %)	37 (64,91 %)
Insecure détaché / évitant	4 (7,02 %)	9 (15,79 %)	13 (22,81 %)
Insecure préoccupé / ambivalent	5 (8,77 %)	2 (3,51 %)	7 (12,28 %)
Total	14 (24,56 %)	43 (75,44 %)	57 (100 %)
X^2 = 7,878 C = 0,348 ddl = 2 DS (S = 0,05)			

Le présent tableau montre les pourcentages de l'addiction aux substances psychoactives sont relativement égaux entre les catégories d'attachement insecure (apeuré : 8,77 %. Préoccupé : 8,77 %. Evitant : 7,02 %) de mineurs délinquants.

Le C = 0,348. Il existe une faible relation entre l'addiction aux substances psychoactives et les catégories d'attachement chez les mineurs délinquants suivis par le BICE au Togo.

5.2.5. Les troubles des conduites sociales

Le tableau XVIII met en évidence la répartition des mineurs délinquants suivant les catégories d'attachement et les troubles des conduites sociales.

Tableau XVIII : Répartition des mineurs selon les catégories d'attachement et les troubles des conduites sociales

Troubles des conduites sociales / Catégories d'attachement	Vols	Agres-sions sexuelles et phy-siques	Drogue	Vaga-bondage	Total
Insecure apeuré désorienté	26 (45,61 %)	2 (3,51 %)	7 (12,28 %)	2 (3,51 %)	37 (64,91 %)
Insecure détaché	7 (12,28 %)	1 (1,75 %)	1 (1,75 %)	4 (7,02 %)	13 (22,81 %)
Insecure ambivalent	1 (1,75 %)	4 (7,02 %)	1 (1,75 %)	1 (1,75 %)	7 (12,28 %)
Total	34 (59,65 %)	7 (12,28 %)	9 (15,79 %)	7 (12,28 %)	57 (100 %)
X^2 = 14,993 C = 0,456 ddl = 6 DS (S = 0,05)					

Le présent tableau montre un pourcentage élevé (45,61 %) de trouble de conduites sociales chez les mineurs délinquants de catégorie d'attachement insécure apeuré ou désorienté-désorganisé contre un pourcentage très faible (1,75 %) chez les mineurs délinquants de catégorie d'attachement insécure préoccupé ou ambivalent. Le C = 0,456. La relation présumée entre les troubles des conduites sociales (conflit avec la loi) et les catégories d'attachement est faible chez les mineurs délinquants suivis par le BICE au Togo.

5.2.6. L'énurésie

Le tableau XIX met en évidence la répartition des mineurs délinquants suivant les catégories d'attachement et l'énurésie.

Tableau XIX : Répartition des mineurs
selon les catégories d'attachement et l'énurésie

Enurésie / Catégories d'attachement	Oui	Non	Total
Insecure apeuré / désorienté-désorganisé	29 (50,88 %)	8 (14,03 %)	**37 (64,91 %)**
Insecure détaché / évitant	11 (19,30 %)	2 (3,51 %)	**13 (22,81 %)**
Insecure préoccupé / ambivalent	1 (1,75 %)	6 (10,53 %)	**7 (12,28 %)**
Total	41 (71,93 %)	16 (28,07 %)	**57 (100 %)**
X² = 9,821 C = 0,383 ddl = 2 DS (S = 0,05)			

Le présent tableau montre un pourcentage élevé (50,88 %) de l'énurésie chez les mineurs délinquants de catégorie d'attachement insécure apeuré ou désorienté-désorganisé contre un pourcentage très faible (1,75 %) chez les mineurs délinquants de catégorie d'attachement insécure préoccupé ou ambivalent. Le C = 0,383. Il existe une faible relation entre l'énurésie et les catégories d'attachement chez les mineurs délinquants suivis par le BICE au Togo.

5.2.7. Le retard scolaire

Le tableau XX met en évidence la répartition des mineurs délinquants suivant les catégories d'attachement et le retard scolaire.

Tableau XX : Répartition des mineurs selon les catégories d'attachement et le retard scolaire

Catégories d'attachement \ Retard scolaire	Oui	Non	Total
Insecure apeuré / désorienté -désorganisé	34 (59,65 %)	3 (5,26 %)	37 (64,91 %)
Insecure détaché / évitant	8 (14,04 %)	5 (8,77 %)	13 (22,81 %)
Insecure préoccupé / ambivalent	5 (8,77 %)	2 (3,51 %)	7 (12,28 %)
Total	47 (82,46 %)	10 (17,54 %)	57 (100 %)
X^2 = 20,167 C = 0,511 ddl = 2 DS (S = 0,05)			

Le présent tableau montre un pourcentage élevé (59,65 %) du retard scolaire chez les mineurs délinquants de catégorie d'attachement insécure apeuré ou désorienté-désorganisé contre un pourcentage très faible (8,77 %) chez les mineurs délinquants de catégorie d'attachement insécure préoccupé ou ambivalent.

Le C = 0,511. Il existe une relation assez forte entre le retard scolaire et les catégories d'attachement chez les mineurs délinquants suivis par le BICE au Togo.

5.2.8. Les catégories d'attachement et les troubles psychologiques

Le tableau XXI récapitule la répartition des mineurs délinquants suivant les catégories d'attachement et les troubles psychologiques.

Tableau XXI : Répartition des mineurs selon les catégories d'attachement et les troubles psychologiques

Catégories d'attachement / Troubles psychologiques	Insecure détaché/ évitant	Insecure préoccupé / ambivalent	Insecure apeuré / désorienté-désorganisé	Total
Episode dépressif majeur	3	6	10	**19**
Risque suicidaire	6	4	12	**22**
Trouble panique	9	1	28	**38**
Phobie sociale	9	2	33	**44**
TDAH	10	1	32	**43**
Stress familiaux	10	2	35	**47**
Addiction aux substances psycho actives	4	5	5	**14**
TSPT	2	3	25	**30**
Angoisse généralisée	12	2	27	**41**
Trouble des Conduites sociales	7	1	26	**34**
Enurésie	11	1	29	**41**
Retard scolaire	8	5	34	**47**
Total	**91**	**33**	**296**	**420**
X^2 = 35,444 C = 0,278 ddl = 22 DS (S = 0,05)				

C = 0,278 ; de façon globale, il existe une faible relation entre les catégories d'attachement et les troubles psychologiques chez les mineurs délinquants suivis par le BICE au Togo.

CHAPITRE 6

Interprétation et discussions des résultats

6.1. Interprétation

Dans cette partie, il s'agit essentiellement de donner une signification psychologique aux principaux résultats obtenus. Pour ce faire, nous nous servons de notre théorie de référence exposée dans le chapitre I. Il s'agit de la théorie de l'attachement de John Bowlby (1954, 1969, 1973).

6.1.1. Les catégories d'attachement insecures

Dans notre étude, nous avons formulé l'hypothèse que les catégories d'attachement observé chez les mineurs délinquants au Togo sont identiques à celles décrites dans la littérature. Les jeunes délinquants sont recrutés généralement dans les catégories d'attachement insecure. Ce sont spécifiquement des jeunes de catégories d'attachement insecure apeuré ou désorienté-désorganisé et des jeunes de catégories d'attachement insecure détaché ou évitant.

Il y a un pourcentage élevé de la catégorie d'attachement insecure apeuré ou désorienté-désorganisé chez les mineurs délinquants. Ceci est associé dans la théorie de l'attachement aux histoires traumatiques ou de la perte pendant l'enfance connue par les mineurs. L'insécurité affective et le mode d'approche désorientation-désorganisation résultent des contextes insecures. Les mineurs délinquants souffrent de la présence des désordres post traumatiques ou dissociatifs. Ils révèlent une résolution incomplète des conflits et des affects relationnels et traumatiques. Ils manquent d'orientation dans l'environnement (désorienté) et de la capacité à se concentrer (désorganisé) et endurent d'intense souffrance et de la colère (Bowlby, 1954 ; Pionné, N., Atger, F. 2003).

La prépondérance de la catégorie d'attachement insecure apeuré ou désorienté-désorganisé par rapport aux catégories d'attachement évitant / détaché permet de relever une désorganisation et une incohérence caractéristiques de l'univers psychique des mineurs délinquants (Pionné, N., Atger, F. 2003).

La dimension « désorienté-désorganisé » est une mentalisation des comportements sociaux appris d'errance des jeunes délinquants dans leur communauté. En illustration, la quasi-totalité des mineurs délinquants de l'étude ont été dans le passé des élèves buissonniers. Nous envisageons que cette pratique de non délimitation entre le dedans-dehors s'est enkystée comme mode cognitif d'être et d'interagir et de s'orienter dans l'environnement. En effet, dans la littérature, Ghiran, V., Iftene, F. (1994) notent que les troubles de comportements délinquants sont plutôt l'expression de carences éducatives de même que les carences d'instruction. Ainsi, les béances éducatives et d'instruction s'illustrent par le phénomène des élèves buissonniers qui sont plus représentés dans la population des mineurs délinquants.

La catégorie d'attachement insecure évitant/détaché a un pourcentage élevé après celle précédemment expliquée. Il s'agit d'une attitude de centration sur soi et de répulsion des autres, de fuite des affects pénibles... Ils n'ont pas confiance aux autres, ils tendent à éviter les relations sociales. Ils sont incapables de s'investir entièrement dans une relation car ils se sentent rejetés, isolés et non appréciés. Cette souffrance dans les liens intrapsychiques et intersubjectifs les rend vulnérables et les expose à la marginalité sociale. C'est ainsi que l'on rencontre parmi les mineurs, la catégorie d'attachement insecure évitant et détaché. L'attitude de repli sur soi est une vulnérabilité au plan de la délinquance. Les risques de marginalité sociale sont un phénomène confirmé par la théorie de l'attachement. Elle explique que les sujets de catégorie d'attachement détaché ou évitant commettent des comportements antisociaux. Ils ont une attention détournée du soi sans résolutions négatives, dans une stratégie de fuite.

En général, les catégories d'attachement insecure exclusivement caractéristiques de notre population d'enquêtés rendent compte aussi de l'impact de facteurs associés (Bowlby, 1973). Ces facteurs de désorientation-désorganisation psychique et des liens dissociatifs sont en autre, la séparation parentale ; les traumatismes de la petite enfance ; la projection de l'hostilité intra parentale sur les mineurs.

Les catégories d'attachement insecure (évitant, apeuré, préoccupé) sont en majorité des jeunes qui ont connu une séparation précoce avec les parents ; des placements éducatifs multiples. Au cours de ces placements, ils ont vécu des traitements différentiels intrafamiliaux. Ce sont des jeunes dont la période de latence et pubertaire a été traversée sans des tuteurs de développement structurant (présence d'encadreur stable et compréhensif ; cadre de formation scolaire ; cadre socioéducatif) ; sans des tuteurs de résiliences (accès aux jeux adaptés ; accès rites de passage et d'élaboration de l'identité ; accès aux contes, légendes ; non intégration aux groupes de pairs non marginaux…).

La précarité économique et des liens sociaux ont sans cesse maintenu chez ces jeunes un état d'esprit, un regard négatif de soi, du monde. Cette perspective négative de la réalité active la pulsion de mort. C'est cette pulsion de mort qui explique à la fois les agressions autodestructives et la violence fondamentale par l'agression pour survivre.

En somme, nous pouvons retenir que les catégories d'attachement diagnostiquées dans la population des mineurs délinquants sont exclusivement les catégories d'attachement insecure (apeuré ; évitant ; préoccupé). Ces dernières génèrent des pathologies de liens à soi et aux autres qui expliquent la vulnérabilité et la fragilité psychologiques des mineurs auteurs d'infractions. Ces pathologies de désorientation psychique quelle que soit leur étiologie notamment relationnelle, sont porteuses d'une problématique identitaire, d'existence, et de la relation. Chez ces jeunes, certains symptômes qui pourraient sembler pathologiques peuvent être envisagés comme des mécanismes psychiques défensifs, de reconstruction, de « rééquilibration ou de l'adaptation ».

De ce qui précède, les mineurs délinquants se caractérisent par les catégories d'attachement insecure. Ces catégories envisagent la délinquance en termes de trouble fonctionnel sui generis.

6.1.2. Les troubles psychologiques

Les troubles psychologiques observés chez les mineurs du BICE au Togo sont les mêmes que ceux décrits dans la littérature. Nous avons pu relever plusieurs troubles et observer l'existence de troubles comorbides (double diagnostic). La multiplicité et la comorbidité des troubles psychologiques confirment l'hypothèse de la théorie de l'attachement selon laquelle l'attachement insecure est une vulnérabilité au plan psychopathologique (Bowlby, 1969).

La psychopathologie du mineur délinquant suivi par le BICE au Togo renseigne sur un éventail de troubles.

6.1.2.1. Les catégories d'attachement insecure et les dépressions

6.1.2.1.1. Les catégories d'attachement insecure et l'épisode dépressif majeur

La contingence significative établie entre l'attachement insecure et l'épisode dépressif majeur est faible. Mais elle renseigne que l'attachement insecure porte atteinte à l'estime de soi. Brown, GW., Harris, T. (1993) observent que la notion d'estime de soi ou d'attachement est une composante psychologique importante dans la genèse de la de pression.

Le sujet insecure a une relation à soi anxieuse ainsi qu'avec les autres. Les autres ne sont pas rassurants et l'environnement est anxiogène. Pour Pionné, N., Atger, F. (2003), « les états d'esprit détaché ou insecure sont associés aux formes hostiles de dépression ». Allen, J.P., Moore, C.; Kuperminc, G., Bell, K. (1998) relèvent aussi que chez les mineurs délinquants il y a association des catégories d'attachement insecure et à la dépression et l'anxiété.

Des facteurs familiaux interviennent. En effet, il ya les difficultés des relations aux parents trop fréquents, un manque d'intimité avec les parents et des attitudes parentales autoritaires ou trop laxiste. Ces difficultés sont des facteurs de risque associés à l'insécurité des liens parents-enfants.

L'approche bowlbienne (1954 ; 1969 ; 1973) de l'attachement insiste sur l'importance de la relation dans l'établissement de la sécurité.

Elle renseigne que les traumatismes qui parsèment la vie de l'enfant sont un obstacle au développement harmonieux de ceci. La dépression apparait comme une réaction à la perte des sentiments d'être aimé. La dépression apparait comme une réaction psychologique insecure à la perte du sentiment d'être aimé. Les pertes des sentiments d'être aimé, d'estime de soi et de sécurité sont liées et s'influencent réciproquement associées à la personnalité insecure.

Nous pouvons ainsi évoquer que le lien entre la catégorie d'attachement insecure et l'épisode dépressif majeur s'explique par les mécanismes cognitifs intervenant principalement dans la relation. Ce sont les représentations négatives de soi, du monde, du futur…

6.1.2.1.2. Les catégories d'attachement insecure et les risques suicidaires

Le lien très faible entre les catégories d'attachement insecure (apeuré ; ambivalent ; évitant) et les risques suicidaires chez les mineurs délinquants suivis par le BICE au Togo s'explique par deux éléments importants.

D'abord, la cognitive négative de soi, du monde développe au niveau conscient et préconscient une soustraction de soi. C'est dire que, la perte du lien est une perte du corps physique, ou un vécu négatif de la perception d'une inutilité du corps propre. Le corps ne représente plus rien, il n'en dit rien, il ne signifie rien. La théorie de l'attachement apporte en effet la portée de l'affection comme substrat psychique de sécurité. Pour l'insecure, le vide affectif associé aux traumatismes précoces de séparation correspond à une perforation de son enveloppe physique vécu. Le corps perçu est surtout un corps vécu, c'est là, l'idée établie que le corps est affectif. Alors, cette insécurité affective est une peau oripeau, c'est la mise à mort de l'élément physique.

Aussi, les difficultés relationnelles avec le milieu, les parents qui sont la source de l'insécurité réactivent la construction de fantasmes persécuteurs et la culpabilité. Il y a un retournement de l'infortune contre soi. Ce ne sont pas la faute des autres, ce n'est pas leurs fautes, les pertes réelles et fantasmes mais c'est la faute de soi. Il s'agit là d'une victimisation et un appel à l'autocorrection par « autolyse ».

Ces risques suicidaires rendent compte de violences auto agressives (automutilations ; tentatives de suicidaires) fréquentes à l'adolescence. Le mineur délinquant donc le mineur insecure tels que nos résultats en rendent compte veut se soustraire car il est mis à la marge de sa société. Il est dans la rive gauche du fil rouge.

De ce qui précède, nous comprenons que les risques suicidaires des jeunes insecures expriment un appel à l'intégration de soi au monde. Les pertes précoces endurées suscitent et maintiennent l'exclusion sociale. Elles suscitent une reproduction de la perte par auto-agression ou autolyse.

En résumé, les dépressions chez les mineurs délinquants suivis par le BICE au Togo sont fréquentes et aggravent la souffrance associée aux modes opératoires insecures. Elles sont souvent méconnues de l'entourage familial, social, et même des professionnels de protection et de promotion de la santé infanto-juvénile.

6.1.2.2. Les catégories d'attachement insecure et les troubles anxieux et d'adaptation psychosociale (stress familiaux)

Les pourcentages des différents types de troubles anxieux dans la population des mineurs délinquants suivis par le BICE au Togo sont très forts. Ceci s'explique par la vulnérabilité au plan psychopathologique (Bowlby, 1969) des personnes de catégories d'attachement insecure (apeuré ; préoccupé ; évitant).

De même, les stress familiaux et les troubles de stress post traumatique sont prépondérants. Ceci rend compte de facteurs explicatifs tels les contextes traumatiques des liens de base qui sont ceux construits dans la famille.

En effet, les abus physiques et psychologiques et les pires formes de travail et d'exploitation des enfants sont des facteurs associés à l'insécurité ou à la vulnérabilité psychopathologique des mineurs. L'enveloppe sociale et les relations familiales attisent et maintiennent une peur non plus adaptative mais disproportionnelle propulsant alors les enfants du dedans au dehors. Les objets d'attachement constituent ainsi une base d'insécurité vers laquelle les enfants se détournent pour fuir le manque d'assurance.

Ainsi, les troubles anxieux éclairent la présence de la détresse chez les mineurs délinquants. Ces jeunes manquent de confiance pour affronter les relations sociales avec les autres et pour aller vers des situations nouvelles.

En effet, le pourcentage de phobiques sociaux dans la population des mineurs délinquants est très élevé. Ceci s'explique par l'hypersensibilité des catégories d'attachement insecure aux persécutions sociales, aux critiques et aux évaluations négatives, aux rejets. Ces catégories d'attachement insecure ont peu de compétences sociales et initient peu le contact aux autres.

Un pourcentage élevé de l'angoisse généralisée chez les mineurs délinquants ou les mineurs de catégories d'attachement insecure rend compte d'une tension qui les déstructure. Nous nommons là, l'état émotionnel anxieux des systèmes de comportements de soins des parents. Les mineurs délinquants restent préoccupés par la haute tension familiale et s'explosent du dedans vers le dehors ou de la famille au dehors. Les comportements insecures de soins constituent alors des stimuli traumatogènes. Ils touchent toute une variété d'événements et de situations de la vie quotidienne et engendrant ainsi une détresse qui perturbe le fonctionnement psychologique des mineurs.

Le fort pourcentage des attaques paniques dans cette population renseigne que chez les insecures, la notion de danger et de la réalité du danger sont enkystées. L'état d'esprit insecure est déréalisant, dépersonnalisant. Nous rapprochons ici le trouble panique à l'apeuré ou à la désorientation-désorganisation psychique. Les mineurs délinquants vivent des représailles d'agressions, de pertes. L'angoisse de perte objectale menace de façon brutale et imprévisible la sécurité de la relation à soi et à l'autre.

De ce qui précède, nous relevons plus de l'insécurité affective que de la délinquance chez les mineurs. Les troubles anxieux sont des troubles internalisés qui dévastent le mineur. Ils illustrent et éclairent la souffrance psychique des jeunes. L'anxiété ou l'insécurité est l'affect destructeur pour ces jeunes. Les troubles anxieux sont en sourdine mais restent présents et maintiennent l'insécurité établie dans le système inadéquat de comportement de soin des parents et les comportements d'attachement des enfants bénéficiaires de soins.

6.1.2.3. Les troubles des conduites externalisées (trouble déficit de l'attention-hyperactivité ; l'addiction aux substances psychoactives ; les troubles des conduites sociales)

6.1.2.3.1. Les catégories d'attachement insecure et le trouble déficit de l'attention-hyperactivité (TDAH)

Le fort pourcentage du TDAH dans la population des mineurs délinquants s'explique par les facteurs liés aux relations familiales. En effet, les perturbations dans les relations familiales sont intenses. Elles ont une association très forte avec les comportements hyperactifs. La discorde entre les parents, l'hostilité entre parents et enfants et une vie familiale conflictuelle sont retrouvées fréquemment et sont liées aux catégories d'attachement insecure des systèmes de comportements de soin et de comportement d'attachement.

6.1.2.3.2. Les catégories d'attachement insecure et l'addiction aux substances psychoactives

L'existence d'une relation entre l'addiction aux substances psychoactives et les catégories d'attachement insecure s'explique par l'activation d'une conduite confirmant la sensation de vide affectif. En effet, les catégories d'attachement insecure font une expérience de manque intense. Le manque est le fait même de l'insécurité psychologique il est un mode de relation aux objets, aux personnes. Il dénote une béance, celle d'un tuteur, une béquille pour compenser l'absence de donneur de soin (caregivers), de présence rassurante. L'addiction permet de fantasmer, d'halluciner la présence et le désir de l'autre, la proximité de l'autre. Elle donne la possibilité de se défendre contre le vide déstructurant.

Les conduites addictives rendent compte de l'inattention portée à soi et aux autres chez les mineurs délinquants du fait des catégories d'attachement insecure (apeuré ; préoccupé ; évitant).

Nous observons que les catégories d'attachement insecure sont des facteurs individuels de vulnérabilité aux conduites addictives. Van IJzendoorn, M.H., Schuengel, C., Bakermans-Kranenberg, M.J. (1999) soulignent en effet chez les jeunes de catégories d'attachement insecure désorganisé/désorienté le risque élevé encouru de trouble du comportement externalisé. Ils ont beaucoup de difficulté à gérer le stress.

6.1.2.3.3. Les catégories d'attachement insecure et les troubles des conduites sociales

Les troubles des conduites sociales prépondérants chez les mineurs enquêtés. Ce sont les vols dans la catégorie d'attachement insecure apeuré ou désorienté-désorganisé. La désorientation-désorganisation psychique est dissociative (Bowlby, 1969 ; Van IJzendoorn, M.H., Schuengel, C., Bakermans-Kranenberg, M.J.1999). Les mineurs de cette catégorie de liens ne font plus la différentiation du soi et du non soi, du dehors et du dedans. C'est la perte de la propriété par le rétrécissement de la conscience dans l'espace. Le corps propre et son image sont confondus à ceux des autres. La conscience de la transgression est ainsi rétrécie.

La propriété évoque la délimitation psychique. C'est-à-dire un état d'esprit construit, secure. Les catégories d'attachement insecure semblent n'être pas parvenues à cette délimitation. Elles vont rechercher par le passage à l'acte des objets pour compenser les sensations, d'expérimentation, de défi, de transgression, d'appropriation du corps, d'autonomisation, qui servent à l'individuation et au développement de l'identité jusque là insecure. C'est le fait de voler ce qu'ils ont perdu, ou ce qu'ils vivent comme perdu.

Les comportements agressifs ne sont pas pathologiques en eux-mêmes ; ils sont nécessaires à l'évolution de l'enfant. C'est grâce à l'expression de son agressivité que l'enfant s'affirme face à autrui comme un sujet, lieu de désirs et de volonté, et qu'il conquiert les limites de son Moi et de sa propriété

L'insécurité confirme l'expérience du vide. Les conduites externalisées comblent l'angoisse du vide abyssal. C'est en ce sens que le vol est un travail de lien, un trouble fonctionnel et non un délit. Ce qui se construit dans le vol ; dans l'agression ; dans le vagabondage, dans l'addiction est cette expression du désir du manque. Du désir de la sécurité de soin. Les échanges domestiques entre une mère, un donneur de soin et un enfant apportent la sécurité. Le résultat du don c'est le reçu. C'est dans cette communication à travers les soins qu'il est donné à l'autre un objet qu'il peut percevoir et vivre la réalité de la propriété.

Quand nous écoutons les mineurs délinquants donc les sujets de catégories d'attachement insecure s'exprimer qu'ils ne sont rien. Ils se confirment objets vides, mais avant et surtout des objets vidés, vidés de la sécurité. C'est ainsi que l'insécurité révèle la quête de confirmer l'existence, la propriété.

De ce qui précède, la perspective de la théorie de l'attachement permet de comprendre la blessure objective qui fonde les catégories d'attachement dissociatif (apeuré ; préoccupé ; évitant). Les conduites antisociales n'expriment pas une délinquance en soi, c'est un problème de liens. Et, nous envisageons que ces actes antisociaux sont des échecs dans les tentatives de renouer avec ce qu'ils ont perdu dans la réalité psychique. Ces pauvres fonctionnels cherchent compulsivement la richesse à savoir le lien.

6.1.2.3.4. Les catégories d'attachement insecure et l'énurésie

Le fort pourcentage de mineurs délinquants énurétiques s'explique par la précarité des liens de protection et de socialisation. Les comportements de soins des parents sont des contextes de proximité éducative et d'assurance affective. Cependant, ils sont nombreux ces jeunes à éprouver des stress familiaux associés aux ruptures précoces des liens. Ce faisant, une béance des relations est observée dans l'apprentissage des contrôles sphinctériens. L'énurésie est liée à des conflits psychologiques que l'on sait être le quotidien dans la population des catégories d'attachement insecure (apeuré ; préoccupé ; évitant). En effet, la catégorie d'attachement insecure apeuré ou désorienté-désorganisé représente le plus fort pourcentage d'énurétiques. Ces comportements d'énurésie rendent compte de stress psychosociaux. L'énurésie est plus fréquente en cas de divorce ou d'absence du père, en cas de carence maternelle précoce et dans les familles nombreuses. Une relation entre l'énurésie et certains événements de la vie négatifs de l'enfance est régulièrement établie. Il est aisé de rappeler que notre population enquêtée se recrute dans les précédentes caractéristiques de pertes précoces.

6.1.2.3.5. Les catégories d'attachement insecure et le retard scolaire

La relation assez forte entre le retard scolaire et les catégories d'attachements chez les mineurs délinquants suivis par le BICE au Togo, nous renforce l'idée de l'impact déstructurant de l'insécurité affective. L'indisponibilité de la proximité affective des donneurs de soin, de protection et de socialisation est un facteur d'affaissement cognitif. L'insécurité est un facteur de vulnérabilité au plan scolaire. Ghiran, V., Iftene, F. (1994) notent que les carences éducatives, d'instruction apportent une contribution considérable à la pathogénie de la délinquance. Les insecures ne sont pas dégagés des affects négatifs et des traumatismes, ce qui explique que nos enquêtés aient connu des retards scolaires. L'adaptation à la scolarité, aux contraintes institutionnelles scolaires pose des difficultés aux jeunes insecures. L'inadaptation scolaire renseigne sur l'inadaptation familiale et prédit l'inadaptation sociale. Si les espaces éducatif sont insécurisant, ils sont mentalisés comme tels.

De ce qui précède, nous percevons les catégories d'attachement insecures comme des facteurs d'inadaptation aux systèmes socioéducatifs bien avant les systèmes judiciaires.

En somme, l'examen des troubles psychologiques des mineurs délinquants à la lumière de la théorie de l'attachement nous renseigne sur le spectre psychopathologique des catégories d'attachement insecure. Les psychopathologies prépondérantes sont fortement associées à la catégorie d'attachement insecure apeuré ou désorienté-désorganisé. Ce sont : les stress familiaux ; le retard scolaire ; la phobie sociale ; le trouble déficit de l'attention-hyperactivité ; l'énurésie ; l'angoisse généralisée ; les troubles des conduites sociales ; le trouble de stress post traumatique.

6.2. DISCUSSIONS

6.2.1. Discussion de la méthodologie

Pour constituer notre échantillon, nous avons utilisé la technique ad hoc. C'est la meilleure technique qui s'y prêtait. Cependant, nous reconnaissons qu'avec elle, certains sujets ont pu nous échapper et probablement avec des informations autres que celles recueillies.

Nous avons utilisé les méthodes d'observation et d'entretien pour la collecte des données. Ces méthodes nous ont permis d'obtenir des informations très enrichissantes. Mais compte tenu de la rigueur que soutend l'entretien, le cadre ne s'y prêtait pas dans tous les cas, car nous avons été contraints de conduire certains entretiens dans les ateliers de formation des jeunes, sous des arbres.

Il est également important de souligner que la population de jeunes suivis par le BICE n'est pas représentative de toute la population de mineur délinquant au Togo. Il faut donc se garder de la généralisation de nos résultats à tous les cas de mineurs délinquants au Togo.

6.2.2. Comparaison avec d'autres travaux

6.2.2.1. Les catégories d'attachement

Nous avons trouvé dans notre étude un pourcentage élevé des catégories d'attachement insecure notamment la catégorie d'attachement insecure apeuré ou désorienté-désorganisé dans la population des mineurs délinquants suivis par le BICE au Togo. Nos résultats vont dans le même sens que les travaux de Djassoa, G. (1990). Ils s'accordent avec les travaux de Allen, J.P., Moore, C.; Kuperminc, G., Bell, K. (1998) ainsi qu'aux travaux Van IJzendoorn, M.H., Schuengel, C., Bakermans-Kranenberg, M.J. (1999) dans la littérature.

Les catégories d'attachement insecure et notamment la catégorie d'attachement insecure apeuré ou désorienté-désorganisé sont celles rencontrées dans la population des mineurs délinquants.

L'absence de diagnostic de la catégorie d'attachement secure ou autonome ne nous permet pas de généraliser que l'insécurité désorientation-désorganisation est le profil exclusif des mineurs délinquants. La petite taille de l'échantillon est une insuffisance statistique importante.

Toutefois, nous notons une spécificité du contexte éducatif et socioéconomique chargé d'avidité affective. Les mineurs délinquants de notre contexte sont massivement traumatisés par les violences éducatives, la précarité des liens avec les donneurs de soins. En effet, Djassoa (op.cit.) parvient à la conclusion selon laquelle toute perturbation du milieu familial n'est pas la cause directe ni nécessaire de la délinquance juvénile. C'est le bouleversement psychique, à savoir l'insécurité psychique, qu'il est susceptible d'engendrer chez le jeune qui rend compte de la marginalité.

Les mineurs délinquants de notre population d'enquêtés ne sont pas en conflit avec la loi. Ils sont l'expression d'une détresse psychique. Ce sont des insecures essentielles. Ils échouent par leurs stratégies de résolution des problèmes. L'insécurité correspond à un morcellement de soi et un mode de relation morcelant aux autres. Les objets volés, les objets agressés illustrent l'effort, mais d'efforts destructeurs de réparer le vide affectif.

6.2.2.2. Les troubles psychologiques

6.2.2.2.1. Les troubles de conduites internalisées (dépressions ; troubles anxieux)

Les *dépressions* sont associées aux catégories d'attachement insecure. Ces résultats sont affirmés dans la littérature notamment avec les travaux de Harris et Bifulco (1990) ; de Brown, GW., Harris, T. (1993) et de Allen, J.P., Moore, C.; Kuperminc, G., Bell, K. (1998) et de ceux de West, ML., Spreng, SW., Rose, SM., Adam, KS. (1999).

Cependant, les risques suicidaires ne sont pas significatifs et la contingence avec les catégories d'attachement insecure est faible. Nous indiquons une spécificité chez les mineurs délinquants du contexte culturel de notre groupe d'enquêtés. Malgré, la massivité des facteurs stressants ou d'insécurité, les mécanismes projectifs dominants dans la culture négro-africaine, permettent une recherche de bouc émissaire dans l'espace des proches. L'apeuré ou le sujet désorienté-désorganisé ne peut concevoir qu'il ait un mode dépressif interne de relation à soi et aux autres. Son infortune est engendrée par des persécuteurs. Il peut justifier la nécessité d'attaquer les autres, de passager à l'acte. Il agit pour lui de contrer les conduites sorcelaires de la communauté. Il est culpabilisant de retrouver que les systèmes de comportements de soin des parents furent déficients ou que ses propres catégories d'attachement d'enfance sont aussi déficients. Les parents représentent le Père, la loi inattaquable.

Aussi, la prédominance de modes de relation agis à l'adolescence rend compte du non signification de la relation entre risque suicidaire et catégories d'attachement insecure. La propension à l'action permet une décharge émotionnelle, elle réduit l'auto agressivité.

Les *troubles anxieux* sont prépondérants chez les mineurs délinquants (de catégorie d'attachement insecure). Ces résultats s'accordent avec la littérature, notamment les recherches précédemment notifiées. L'anxiété est un trouble chronique dans la population des mineurs délinquants. Cette chronicité rend compte des profils insecures notamment désorienté-désorganisé. L'esprit anxieux est un tableau quotidien des mineurs délinquants et des jeunes. C'est dans un état de vulnérabilité, de détresse psychique au plan psychopathologique que les jeunes vivent le monde et soi-même.

Les *« stress d'adaptation »*. les mineurs délinquants ont certes vécus des carences affectives comme la majorité des mineurs délinquants ou délinquants en général rapportés par la littérature. Cependant, nous avons repéré et nommé de stress familiaux car il y a un phénomène d'invasion de l'univers psychique par les images mentales des scenarii familiaux, vivantes et persistantes. Nous envisageons que les mineurs délinquants décompensent des névroses traumatiques. Cet élément induit la prééminence des violences de l'environnement éducatif et social. Les enfants coexistent avec la violence.

6.2.2.2.2. Les troubles de conduites externalisées

Les mineurs délinquants sont de catégories d'attachement insecure (apeuré ; préoccupé ; évitant) associées au trouble déficit de l'attention-hyperactivité ; aux conduites addictives aux substances psychoactives ; aux troubles des conduites sociales. Les résultats révélant les troubles de conduites externalisées sont rapportées dans les études antérieures au Togo portant sur les mineurs délinquants. Les comportements externalisés sont bruyants dans les catégories d'attachements insecure notamment apeuré. Il y a concordance avec les travaux dans la littérature.

La relation présumée entre les troubles externalisés et les catégories d'attachement insecure chez les mineurs délinquants est faible. Nous envisageons que les conduites externalisées chez les catégories d'attachement insecure expriment l'insécurité affective, le besoin de restituer les liens, les soins. Ces conduites sont bien loin d'être une délinquance. La délinquance est une victimisation des sujets de catégories insecure qui doivent opérer tel que les définit leur modalité de relation à soi et aux autres. C'est la misère, plus que la pauvreté qui est combattue par ces avides affectifs.

6.2.2.2.3. L'énurésie

Le lien entre l'énurésie et les catégories d'attachement insecure est faible. Cependant, nous observons en résultat, que les énurétiques sont très nombreux. Nos résultats s'accordent avec ceux de Djassoa, G. (1990). Ces concordances corroborent que les troubles psychologiques sont l'expression de l'avidité psychique. Le vide affectif cherche des tuteurs d'assurance.

Aussi, le diagnostic d'énurésie renseigne sur la défaillance de l'apprentissage social du contrôle sphinctérien et au-delà l'apprentissage aux habiletés sociales. Les mineurs n'ont pas expérimenté des présences de tuteurs de développement, ils connaissent précocement l'errance par les placements multiples. Un déficit éducationnel est la base des ratés des mineurs.

6.2.2.2.4. Le retard scolaire

Dans notre étude, nous avons vu que le retard scolaire influence les comportements délinquants ou les conduites antisociales. Ces conduites anti sociales sont associées aux catégories d'attachement insecure notamment la catégorie d'attachement insecure apeuré ou désorienté-désorganisé. Ce facteur académique n'apparaît pas dans la littérature. C'est dire, les difficultés académiques renseignent sur l'insécurité psychique et signalent la vulnérabilité au plan de l'inadaptation scolaire et sociale.

6.2.3. Portée et limites de nos résultats

Nous avons pu dégager certains troubles tels les stress familiaux ; le retard scolaire ; la faiblesse de la relation entre les troubles psychologiques et les catégories d'attachement insecure chez les mineurs délinquants. Cependant il faut se garder de dire qu'ils sont directement déterminants dans la délinquance juvénile.

Nous nous contentons ici de dire seulement que ces résultats permettent éventuellement de redimensionner ou de relire la compréhension des mineurs délinquants. Ils permettent de rendre compte de la judiciarisation ou de la pénalisation de l'avidité affective. Ils donnent une compréhension de l'objet volé, de l'objet agressé ou de l'agression ainsi que de la contribution de l'agresseur que constituent ces caregivers manquants.

Il faut aussi se garder d'une généralisation de nos résultats à tous les cas de mineurs délinquants surtout à ceux du Togo.

6.2.4. Degré de validité des hypothèses

Nos résultats confirment nos hypothèses, néanmoins nous nous gardons de dire qu'elles sont immuables. La relation présumée entre les catégories d'attachement insecure (apeuré ; préoccupé ; évitant) et les troubles psychologiques chez les mineurs délinquants est faible. Ceci renseigne sur le poids d'autres variables tels les facteurs psychosociaux et la culture associés qu'il conviendrait d'explorer dans les recherches approfondies. Les caractéristiques sociologiques des mineurs délinquants nous interpellent sur le lien entre psychopathologies des jeunes et la culture. La ville engendre une fracture non numérique mais culturelle. Le milieu traditionnel structuré par la tradition, par une groupalité psychique et sociétale, par les représailles de l'ancêtre est défaillance dans la ville. Les représailles de l'ancêtre est une loi qui maintient l'enveloppe familiale. Alors il y a un problème de conflit culturel.

Par ailleurs, les troubles psychologiques notamment des conduites sociales sont le reflet d'un état psychique des mineurs délinquants et que des expériences et sentiments refoulés s'expriment par le moyen de problèmes comportementaux. Cette explication implique une interaction entre le corps et l'esprit et suggère que les facteurs psychologiques puissent intervenir comme éléments étiopathogéniques et non seulement comme conséquences. Alors, il convient d'explorer avec la médecine psychosomatique la problématique des troubles psychologiques des mineurs délinquants.

6.2.5. Degré d'atteinte des objectifs

Notre tentative réussie de vérifier le lien entre les catégories d'attachement et les troubles psychologiques chez les mineurs délinquants tel que présentés dans la littérature et celle qu'on peut observer au Togo, nous a permis d'atteindre nos objectifs avec plus ou moins de précision. Nous éprouvons tout de même le regret de n'avoir pas eu un échantillon ad hoc qui couvre tout le Togo.

CONCLUSION ET SUGGESTIONS

Nous avons mené dans le courant du mois de novembre 2007 à décembre 2008 au Bureau International Catholique de l'Enfance au Togo, une étude prospective sur 57 mineurs délinquants suivis par le projet de prise en charge des mineurs en conflit avec la loi. Notre objectif consiste à vérifier le lien entre les stratégies d'attachement et les troubles psychologiques tels que décrits dans la littérature et ceux qu'on peut observer chez les mineurs du Bureau International Catholique de l'Enfance (BICE) au Togo.

La recherche a consisté à recueillir directement par des entretiens semi-directifs des informations sur les catégories d'attachement et les troubles psychologiques chez les mineurs délinquants suivis par BICE au Togo. L'observation au quotidien a constitué une source permanente de données autant sur les catégories d'attachement que sur les troubles psychologiques.

Il ressort d'une part de cette étude que les mineurs délinquants du BICE sont constitués de jeunes à catégories d'attachement insecure à 100 %.

Ainsi 64.91 % des mineurs délinquants ont un attachement insecure apeuré ou désorienté-désorganisé. Treize (soit 22.81 %) mineurs délinquants ont un attachement insecure détaché ou évitant. Enfin, 12.28 % ont un attachement insecure préoccupé ou ambivalent. Il n'y a pas de catégorie d'attachement secure ou autonome dans notre échantillon.

Ces catégories d'attachement insecure constituent des facteurs de vulnérabilité au plan psychopathologique. Elles sont associées aux troubles psychologiques. Cependant, il existe une faible relation entre les catégories d'attachement et les troubles psychologiques chez les mineurs délinquants suivis par le BICE au Togo.

Notre étude a également relevé une spécificité des facteurs individuels associés éventuellement favorisants, déterminants ou déclenchants les catégories d'attachement insecure et les troubles psychologiques. Il s'agit des stress familiaux ; le retard scolaire. Ces facteurs n'apparaissent pas dans la littérature.

Nous sommes arrivés à la conclusion que :

- Les catégories d'attachement insecure (apeuré ; préoccupé ; évitant) notamment, la catégorie d'attachement insecure apeuré ou désorienté- désorganisé caractérisent les mineurs délinquants du BICE au Togo.
- Les catégories d'attachement insecure (apeuré ; préoccupé ; évitant) sont un facteur de vulnérabilité au plan psychopathologique.
- Les catégories d'attachement insecure (apeuré ; préoccupé ; évitant) sont associées aux troubles psychologiques internalisés (épisode dépressif majeur ; le risque suicidaire ; d'importants et massifs troubles anxieux).
- Elles sont associées aux troubles psychologiques externalisés (les troubles des conduites antisociales ; les conduites addictives ; le trouble déficit de l'attention avec hyperactivité).
- Elles sont associés à des facteurs d'inadaptation sociale et scolaire (les stress familiaux ; l'énurésie ; le retard scolaire).
- Les catégories d'attachement insecure sont des modalités de relation à soi et aux autres. Elles

reflètent un fondement individuel de la délinquance dans une perspective clinique prospective. Les mineurs délinquants sont des insecures fonctionnels dont les troubles des comportements rendent compte des échecs essentiels pour apaiser leur avidité psychique.

- La délinquance est une judiciarisation de troubles de l'insécurité, des vols affectifs. Agir c'est compenser un vide affectif.

Nous estimons avoir atteint nos objectifs et avoir nos hypothèses de travail avec plus ou moins de précision.

Nous sommes conscients de l'étendue et de la complexité du domaine que nous avons abordé à travers notre sujet en raison du large éventail que constituent les catégories d'attachement. Nous avouons être très loin d'avoir épuisé le sujet par notre contribution à l'amélioration de la prise en charge des mineurs délinquants, car la délinquance n'est pas seulement élaborée dans la perspective clinique au travers de la recherche des fondements individuels des actes délictueux

Nous souhaitons que d'autres études soient entreprises pour parfaire ce travail.

Aussi avons-nous à la fin de ce travail, osé avancer quelques suggestions qui, nous l'espérons, vont contribuer à la compréhension et à la prise en charge des mineurs délinquants. Ainsi :

A l'endroit des autorités politiques et administratives

- Renforcer la formation des services sur la prise en charge des mineurs délinquants
- Intégrer dans chaque centre pénitentiaire un service de psychiatrie et de psychologie médicale non seulement pour un meilleur équilibre physique et

psychique des mineurs et de leurs familles, mais aussi des services socioéducatifs car ce qui est valable pour le mineur doit l'être aussi pour le personnel qui vit, par empathie au moins, par compassion souvent, les souffrances des mineurs délinquants et des familles.

- Créer des centres d'écoutes et de prise en charge psychologique des jeunes en difficultés.
- Encourager la pratique de l'expertise médicopsychologique dans les brigades pour mineurs pour une meilleure prise en charge.

A l'endroit du service socioéducatif pénitentiaire et de BICE

- Considérer le mineur comme une entité psychosociale et comme un partenaire de soin.
- Instituer un accompagnement psychique intriqué au traitement judiciaire des mineurs de catégories d'attachement insecure dans le cadre d'un intérêt, d'une écoute et d'une relation bienveillante.
- Savoir qu'un mineur délinquant est plus vulnérable au plan psychopathologique.
- Nouer une étroite collaboration entre personnel pénitentiaire et psychologue pour une meilleure prise en charge aussi médicale que psychique des mineurs.
- Comprendre que les mineurs délinquants ont mal des relations insecures, et qu'une attention bienveillante est psychothérapeutique.
- Accorder plus d'importance à l'écoute des parents et des familles des mineurs délinquants et les soutenir car ils en ont besoin pour remonter leur moral.
- Améliorer la formation des acteurs pénitentiaires.

- Expliquer les différentes causes possibles de la délinquance aux familles afin atténuer leurs représentations de l'enfant avide affectif.

A l'endroit des parents et les familles

- Se rendre compte qu'ils sont en face de jeunes qui souffrent d'avidité affective.
- Prendre conscience que les catégories d'attachement insecure sont des facteurs de vulnérabilité au plan psychopathologique.
- Solliciter un soutien psychologique en cas des carences affectives chez les jeunes.

A l'endroit de BICE

- Recruter un psychologue pour la prise en charge des mineurs délinquants et des jeunes en difficulté suivis par leurs projets.
- Les délits des mineurs peuvent être des troubles de comportement et vice versa. Ces délits ou troubles peuvent être franchement pathologiques. Alors le BICE doit tendre vers la fonction d'une mère substitut c'est-à-dire être un complément à la carence affective.
- Mettre en place des systèmes culturels endogènes pour contenir les enfants et adolescents en conflits avec la loi. Car ils proviennent de la béance des familles urbaines entre modernité, précarité, tradition. C'est une fracture culturelle qui fonde les psychopathologies des mineurs délinquants.
- Mener des campagnes de non judiciarisation des délits chez les mineurs

À l'endroit de la population

- Arrêter la stigmatisation et la discrimination faites des mineurs délinquants.
- Mener une sensibilisation pour le controle social des enfants et promouvoir l'intégration scolaire à l'enfance et à l'adolescence.
- Sensibiliser contre la clameur publique infligée aux mineurs auteurs d'infraction.

RÉFÉRENCES BIBLIOGRAPHIQUES

1. Adam, KS. (1994). Suicidal behavior and attachment: a developmental model. In: Sperling MB, Berman WH, eds. *Attachment in adult*. New York: Guilford Press, 275-298.

2. Allen, J.P., Moore, C.; Kuperminc, G., Bell, K. (1998). Attachment and Adolescent Psychosocial Functioning Child Development, October 1998, volume 69, Number 5, P 1406-1419

3. Ayéna, D. (2006). *Vécu des relations familiales et troubles de conduites chez les enfants de l'AFIJ.* Lomé. UL

4. Bardin L. (1988). *Analyse du contenu*, PUF, Paris.

5. Behrendt, A. ; Serigne Mor, M. (2008). *L'impact psychosocial du conflit ivoirien sur les enfants migrants de retour au Burkina Faso.* AWARE/FHI/AIDS ; Plan WARO. P 67.

6. Bergeret, J. (1976). *Abrégé de Psychologie Pathologique Théorique et Clinique.* 2eme Edition, Masson, Paris. P. 109.

7. Bergeret, J. (1976). Entretien avec le patient en Psychologie pathologique. *Abrégé de Psychologie pathologique théorique et clinique*, 2eme Ed., Masson, Paris.

8. Bowlby, J. (1954). *Soins maternels et santé mentale*, OMS, Genève.

9. Bowlby, J. (1969). Attachment and loss; vol1.Attachment. New York Basic Books; *Attachement et perte :* vol.1.l'attachement, 1re éd. PUF, Paris 1978

10. Bowlby, J. (1973). Attachment and loss: Vol. 2. Séparation. New York: Basic Books; *Attachement et perte* : vol.2 Séparation, angoisse et colère, 1re éd. PUF, Paris, 1978

11. Bowlby, J. (1980). Attachment and loss: Vol. 3.Loss, sadness, and depression. New York: Basic Books; *Attachement et perte* : vol.3. La perte, tristesse et dépression, 1e éd. PUF Paris, 1984

12. Brown, GW., Harris, TO. (1993). Aetiology of anxiety and depressive disorders in an inner city population.1. *Early adversity. Psychol Med*; 23: 143-154.

13. Djassoa, G. (1990). *Phénomène de la marginalité juvénile à Lomé : les bases psychologiques et problème de prise en charge.* Les Presses de l'UB, vol 1 ; 2. 1990. Lomé.

14. Djonna, A. (1998). *Influence de la relation parents –enfant dans le développement des comportements asociaux chez les enfants.* Mémoire de maîtrise en Psychologie Appliquée, Université de Lomé.

15. Etien, A. V. (2004). *Anxiété, Activités Mnésiques chez des élèves de Milieux socioéconomiques différents.* Mémoire de DEA de Psychologie Génétique Différentielle. Université de Cocody. Cote d'Ivoire.

16. Ghiran, V., Iftene, F. (1994). *Congrès, Société française de psychiatrie de l'enfant et de l'adolescent. Congrès, Amiens, France,* vol. 42, n° 8-9 (5 réf.), pp. 612-615

17. Golse, B. (2008). *Le développement affectif et intellectuel de l'enfant.* Paris. Elsevier Masson SAS

18. Harris, T., Brown, GW., Bifulco, AT. (1990). *Depression and situational helplessness/mastery in a sample selected to study childhood parental loss.* J Affect Disord; 20: 27-41.

19. Hébert, M., Beaudoin, G., Brabant, M-E. (2008). *Les difficultés d'adaptation psychologiques et comportementales observées suite à une agression sexuelle chez les enfants et les adolescents attachement, symptômes dépressifs et idéations suicidaires.* Montréal. UQAM. Forum

20. Holmes, J. (1993). *John Bowlby and attachment theory*. London: Routledge.

21. *Le Petit Larousse illustré, 2006*

22. Marshall, W. L. (1994). *Criminologie*, vol. 27, n° 2, p. 55-69. **http://id.erudit.org/iderudit/017355ar**

23. Massardier, G. (1998). *Relation d'aide et psychopathie : un « impossible travail » ?* Mémoire pour le Diplôme d'État d'éducateur spécialisé. Edith. Delorme, I.R.F.A.S. **http://daniel.calin.free.fr./Publication/masardier1.html.**

24. Matalon, B. (1998). L'Expérimentation et l'Observation. In R. Ghiglione, J.F. Richard (Eds), *Cours de Psychologie*, 2, 321 à 347. Paris : Dunod.

25. Mucchielli, R. (1984). *L'analyse de contenu des documents et des communications*, Paris, EFS.

26. Piéron, H. (1994). *Vocabulaire de psychologie.* 2è édition « Quadrige ».PUF

27. Pionné, N., Atger, F. (2003). Attachement et Psychopathologie. *Perspectives Psy* • Volume 42 • No 2 p. 129-133

28. Rogé, B., Chabrol, H. (2003). *Psychopathologie de l'enfant et de l'adolescent.* Berlin

29. Rondet-Grellier, C. (2005). *Documentaliste, centre d'expertise collective de l'Inserm*, Faculté de médecine Xavier Bichat Paris.

30. Sévon, K. (2001). *Impact du climat affectif sur la personnalité de l'enfant : cas des toxicomanes de Lomé.* Mémoire de Maîtrise en Psychologie Appliquée, Université de Lomé

31. Sillamy, N. (2003). *Dictionnaire de psychologie.* Larousse - VUEF, 2003. P.30

32. Van IJzendoorn, M.H., Schuengel, C., Bakermans-Kranenberg, M.J. (1999). Disorganized Attachment in Early Childhood: Meta-analysis of Precursors, Concomitants, and Sequelae. *Development and Psychopathology*, 11(2), 225-249soulignent.

33. Wallon, P. (2001). *Le dessin d'enfant.* Que sais-je ? Paris. Puf. 2001. P 74-75

34. West, ML., Spreng, SW., Rose, SM., Adam, KS. (1999). *Relationship between attachment-felt security and history of suicidal behaviours in clinical adolescents.* Can. J. Psychiatry; 44: 578-582.

35. Wikipédia. (2006). *Mental illness.Wikipedia.* Retrieved, sur le Web: **http://en.wikipedia.org/wiki/Mental_illness**

36. Yehouenou, C. (2003). *Relation Père-Enfant et troubles psychopathologiques.* Mémoire de Maîtrise en Psychologie Appliquée. Université de Lomé.

37. Yougbare, S. (1998). *Fondements familiaux des conduites délictueuses chez le mineur : étude du cas Ilos à la Maison d'Arrêt et de Correction de Ouagadougou (MACO).* Mémoire de maitrise de psychologie clinique et pathologique. Université de Ouagadougou. BF.

Santé et Médecine

aux éditions L'Harmattan

Dernières parutions

LES CRISES DE SANTÉ PUBLIQUE
Entre incompétence et compromissions
Furone Antonio
On regroupe, sous le même vocable de crise sanitaire, aussi bien de minables arrangements que d'affreuses tragédies avec deux constantes : incompétence et compromissions. Experts et médias agitent le spectre d'un désastre : la crise survient, avec ou sans malades. Les responsables politiques homologuent cette fable et achètent avec largesse le médicament miraculeux. Gouvernement et industriels nous présentent la note...
(Coll. Questions contemporaines, 16.00 euros, 162 p.)
ISBN : 978-2-343-05018-8, ISBN EBOOK : 978-2-336-36753-8

L'EUTHANASIE ADMISE EN SOINS PALLIATIFS
Défis humains pour les médecins
Nkulu Kabamba Olivier
Face aux euthanasies admises en Soins palliatifs, quels sont les défis humains auxquels est confronté le médecin qui accepte de les pratiquer ? L'auteur, spécialiste en éthique clinique, dévoile ces défis par l'intermédiaire de nombreux échanges épistolaires et verbaux qu'il a entretenus avec le docteur Karl, médecin belge qui accepte de pratiquer ces euthanasies dans le service des Soins palliatifs de l'hôpital où il travaille.
(13.00 euros, 124 p.)
ISBN : 978-2-343-04798-0, ISBN EBOOK : 978-2-336-36512-1

LA LOUCHE, LA BALANCE ET LA PIPE (CANCER : L'ABÉCÉDAIRE)
Vennin Philippe
Médecin, oncologue réputé, chercheur, généticien, philosophe, Philippe Vennin a déjà un cancer lorsqu'il se met à écrire cet Abécédaire. Cet ouvrage, facile de lecture, où le vocabulaire que nous utilisons au quotidien est le fil conducteur, reflète parfaitement les questionnements de l'auteur et sa réflexion basée sur la science et la philosophie.
(20.00 euros, 220 p.)
ISBN : 978-2-343-04617-4, ISBN EBOOK : 978-2-336-36573-2

LA FORCE VITALE AU CŒUR DES PRINCIPES DE LA CHIROPRAXIE
Une méthode dans l'histoire des idées et des sociétés
Jolliot Chantal - Préface de Pierre Erny
Les principes fondamentaux de la chiropraxie, méthode surtout connue pour le traitement du «mal de dos» grâce à des interventions manuelles, font référence aux

fonctions articulaires, neurologiques et à la notion de force vitale. Cette notion ancienne, aujourd'hui fréquemment dénommées «énergie», est en vogue. Elle participe aux manières de penser des sociétés contemporaines où elle contribue à une compréhension symbolique de la personne dans son environnement.
(10.50 euros, 74 p.)
ISBN : 978-2-343-04939-7, ISBN EBOOK : 978-2-336-36703-3

ANTHROPOLOGIE DU MÉDICAMENT AU SUD
La pharmaceuticalisation à ses marges
Sous la direction d'Alice Desclaux et Marc Ergot
Cet ouvrage examine de multiples situations de déploiement de la pharmaceuticalisation, dans plusieurs domaines : la valeur et le paiement, l'approvisionnement, l'usage thérapeutique et l'intervention médicale. Les analyses du recours à une diversité de médicaments en Afrique et en Asie du Sud-Est montrent les effets sociaux et les effets de sens de ces extensions à la marge et permettent de mieux comprendre les rapports entre médicalisation et pharmaceuticalisation.
(Coll. Anthropologies et Médecines, 29.00 euros, 282 p.)
ISBN : 978-2-343-05253-3, ISBN EBOOK : 978-2-336-36776-7

OCULARISTES ET YEUX ARTIFICIELS
De l'Antiquité au XXe siècle
Martin Jean-Pierre - Préface du Docteur Xavier Riaud
Depuis l'Antiquité, les hommes ont cherché à compenser le handicap esthétique qu'est la perte d'un œil, à l'aide de prothèses en matériaux divers. À la Renaissance la maîtrise du travail du verre, puis de l'émail a permis de fabriquer des yeux dont le réalisme était trompeur. Ainsi cet ouvrage retrace l'évolution des yeux artificiels, et celle des ocularistes, artisans spécialisés dans leur fabrication. Une liste présentant les principaux artisans français avant 1900 complète cette monographie.
(Coll. Médecine à travers les siècles, 12.50 euros, 112 p.)
ISBN : 978-2-343-05112-3, ISBN EBOOK : 978-2-336-36787-3

ACCOMPAGNEMENT (L') DU PATIENT HOSPITALISÉ DANS L'EXERCICE DE SA SEXUALITÉ
Pour que le patient «sexe prime»
Aurrens Arnaud
Cet ouvrage interroge le rôle de l'infirmier et son évolution face à un besoin fondamental des patients, qu'est la sexualité et dont l'intimité est fragilisée par une hospitalisation longue ou régulière. Au travers d'une enquête auprès de l'ensemble de la profession soigante et d'entretiens recueillis auprès de professionnels, il tente d'éclaircir le malaise de la profession infirmière sur la thématique sexuelle.
(14.00 euros, 136 p.)
ISBN : 978-2-343-04884-0, ISBN EBOOK : 978-2-336-36463-6

NOUVELLES (LES) FIGURES DU PATIENT
Pour une autre philosophie
Tanti-Hardouin Nicolas - Préface de Jean-Robert Harlé
De la figure emblématique de l'*homo medicus* chère aux économistes de la santé, aux malades en fin de vie en soins palliatifs, en passant par les malades mentaux,

la figure du patient s'est nettement transformée sous les aspirations de multiples secteurs du monde biomédical, de la santé publique et de la société elle-même. Les mutations sociales impactent fortement les mondes du soin, le regard et les représentations qu'on a du patient et la pratique clinique elle-même.
(Coll. Éthique et pratique médicales, 18.00 euros, 184 p.)
ISBN : 978-2-343-04760-7, ISBN EBOOK : 978-2-336-36427-8

STATIQUE (LA) ET SES SECRETS À L'USAGE DES OSTÉOPATHES
Bertora René
Cet ouvrage offre un regard unique et original sur la statique vertébrale et permet d'effectuer un diagnostic vrai sur tous ses déséquilibres (hernies discales, gonalgies chroniques, lumbagos, ...) Il s'agit d'une méthode exclusive qui parle de points fixes, de points mobiles, de bras de leviers; d'autant de principes mécaniques qui existent sur terre dont le corps humain est le représentant. La compréhension des principes énoncés peut servir de référence à toute thérapeutique axée sur l'harmonie et l'équilibre du corps. (Nombreux schémas et illustrations en couleur.)
(20.00 euros, 168 p., Quadrichromie)
ISBN : 978-2-343-04735-5, ISBN EBOOK : 978-2-336-36300-4

« AGATHE EST DANS LES FLEURS »
Accompagner et soutenir les parents et leurs familles dans le deuil périnatal
Lavroff-Teissiere Erika
À travers une perspective d'espoir et de réelle solidarité, ce livre nous convie à partager avec respect et dignité l'intimité du deuil de parents, ainsi que l'accompagnement humain de professionnels de santé, autour de la mort d'un enfant. Plus qu'un manuel de psychologie, cet ouvrage cherche à rendre hommage à ces enfants décédés et à leurs parents, ainsi qu'à faire reconnaître aux familles et à la société la réalité de cette douleur si profonde de la perte d'un enfant.
(19.00 euros, 196 p.)
ISBN : 978-2-343-04253-4, ISBN EBOOK : 978-2-336-36355-4

TÊTE (LA) EN DÉSORDRE
L'exposition prénatale à l'alcool
Dartiguenave Catherine, Toutain Stéphanie
Comment accueillir un enfant porteur de troubles liés à une alcoolisation pendant la grossesse ? Quatre familles racontent leur histoire : elles ont dû faire preuve de trésors d'inventivité et ont dû puiser dans leurs ressources intérieures tout en recherchant de l'aide, pour relever ce défi. Un dernier chapitre, davantage théorique, s'adresse plus particulièrement aux professionnels de l'enfance qui souhaitent approfondir leurs connaissances sur le sujet.
(25.00 euros, 240 p.)
ISBN : 978-2-343-04792-8, ISBN EBOOK : 978-2-336-36409-4

QUESTIONS DE MIGRATIONS ET DE SANTÉ EN AFRIQUE SUBSAHARIENNE
Sous la direction d'Yves Charbit et Teiko Mishima
Des experts français et japonais, spécialistes des migrations internationales ou de la santé en Afrique subsaharienne, se sont réunis en 2014 à Osaka pour

faire le bilan de leurs recherches. Ils y associent en particulier démographie, épidémiologie, anthropologie, géographie, droit et science politique. Si leurs recherches convergent, les spécificités des contextes mettent en évidence la nécessité de contextualiser les analyses des comportements des individus migrants.
(Coll. Populations, 25.00 euros, 242 p.)
ISBN : 978-2-343-04674-7, ISBN EBOOK : 978-2-336-36344-8

ÉCRITS ÉPISTÉMOLOGIQUES SUR L'ANATOMIE DU XVIe AU XIXe SIÈCLE
Gros Gilles
Partant de l'héritage anatomique de l'Antiquité et du Moyen Âge, l'auteur nous invite à découvrir l'effervescence épistémologique dont l'anatomie fut l'objet du XVIe au XIXe siècle, accédant ainsi à un statut de science souveraine. Il nous révèle combien l'anatomie a marqué de son influence toutes les sphères de la connaissance et des arts, marquant de son sceau la civilisation occidentale.
(Coll. Acteurs de la Science, 35.00 euros, 344 p.)
ISBN : 978-2-343-05094-2, ISBN EBOOK : 978-2-336-36435-3

MONDE (LE) DES MICROBES
Fascinant, redoutable, rebelle
Eben-Moussi Emmanuel
Cet ouvrage retrace l'histoire de la découverte des microbes et de certaines maladies infectieuses. Puis, l'auteur questionne les Sociétés du Vivant et en particulier l'Homme dans la cogestion de son environnement et donc ses comportements à cet égard. Il analyse les difficultés de la lutte contre les différents visages du péril infectieux. Voici l'étude d'un monde fascinant, redoutable et rebelle, trop souvent réduit à une des plus grandes peurs de l'Humanité.
(24.50 euros, 248 p.)
ISBN : 978-2-343-04560-3, ISBN EBOOK : 978-2-336-36223-6

CARACTÉRISTIQUES DENTO-CRÂNIO-FACIALES DES HOMININÉS
Combes Fruitet Elsa
Ce livre décrit les caractéristiques crâniennes, faciales et dentaires des Homininés jusqu'à Homo Sapiens, en soumettant des hypothèses d'évolution en fonction du climat, de l'alimentation ou encore de l'apparition de la culture et établit des comparaisons entre différents Homininés. L'auteur, chirurgien-dentiste, crée une corrélation entre l'héritage de certains caractères ancestraux et la pratique clinique de l'odontologie.
(Coll. Médecine à travers les siècles, 11.50 euros, 94 p., Illustré en noir et blanc)
ISBN : 978-2-343-04532-0, ISBN EBOOK : 978-2-336-36056-0

L'Harmattan Italia
Via Degli Artisti 15; 10124 Torino

L'Harmattan Hongrie
Könyvesbolt ; Kossuth L. u. 14-16
1053 Budapest

L'Harmattan Kinshasa
185, avenue Nyangwe
Commune de Lingwala
Kinshasa, R.D. Congo
(00243) 998697603 ou (00243) 999229662

L'Harmattan Congo
67, av. E. P. Lumumba
Bât. – Congo Pharmacie (Bib. Nat.)
BP2874 Brazzaville
harmattan.congo@yahoo.fr

L'Harmattan Guinée
Almamya Rue KA 028, en face
du restaurant Le Cèdre
OKB agency BP 3470 Conakry
(00224) 657 20 85 08 / 664 28 91 96
harmattanguinee@yahoo.fr

L'Harmattan Mali
Rue 73, Porte 536, Niamakoro,
Cité Unicef, Bamako
Tél. 00 (223) 20205724 / +(223) 76378082
poudiougopaul@yahoo.fr
pp.harmattan@gmail.com

L'Harmattan Cameroun
BP 11486
Face à la SNI, immeuble Don Bosco
Yaoundé
(00237) 99 76 61 66
harmattancam@yahoo.fr

L'Harmattan Côte d'Ivoire
Résidence Karl / cité des arts
Abidjan-Cocody 03 BP 1588 Abidjan 03
(00225) 05 77 87 31
etien_nda@yahoo.fr

L'Harmattan Burkina
Penou Achille Some
Ouagadougou
(+226) 70 26 88 27

L'Harmattan Sénégal
10 VDN en face Mermoz, après le pont de Fann
BP 45034 Dakar Fann
33 825 98 58 / 33 860 9858
senharmattan@gmail.com / senlibraire@gmail.com
www.harmattansenegal.com

L'Harmattan Bénin
ISOR-BENIN
01 BP 359 COTONOU-RP
Quartier Gbèdjromèdé,
Rue Agbélenco, Lot 1247 I
Tél : 00 229 21 32 53 79
christian_dablaka123@yahoo.fr

Achevé d'imprimer par Corlet Numérique - 14110 Condé-sur-Noireau
N° d'Imprimeur : 120537 - Dépôt légal : juillet 2015 - *Imprimé en France*

www.ingramcontent.com/pod-product-compliance
Lightning Source LLC
LaVergne TN
LVHW021232061026
849535LV00008B/3035
9782343071510